あなたの腰痛肩こり改善！

自分でできる治療院選び

No.1コンサルタントが初公開！

業界を知りつくした経営コンサルタント
吉田崇 著
高知大学病院教授
刈谷真爾 医師 監修

F
フローラル出版

首、肩、腰の痛みに悩んでいるなら答えは本書にある。
健康業界を最も長く見つめてきた最強のプロフェッショナルが、
彼しか知りえないルートであなたを健康へと導くだろう。

ジェームス・スキナー『史上最強のCEO』『7つの習慣』

吉田氏は、長年のコンサルタントとしての確かな実績に加え、患者さん側の理解も深く、治療院で働く柔道整復師について知りつくした頼れる方です。この本を通じて、よい治療院の見つけ方、健康寿命の延ばし方が、ひとりでも多くの方に届けばうれしいです。

医師・有明こどもクリニック理事長　小暮裕之

私も産後、ひどい腰痛に悩まされ、多くの整体院をまわりました。自分でも整体を習得した身ですので、大変参考になります。二足歩行で歩くかぎり、人にはからだのメンテナンスが必要です。プロの鋭い視点をぜひ参考にしていただきたいと思います。

医師・医療法人愛成会理事長　井上慶子

「人生100年時代」と言われる昨今、信頼できるかかりつけ院と出会うことは必要不可欠です。ぜひ本書を参考に、自分に合った先生を見つけてください。

医師・医療法人梅華会グループ理事長・開業医コミュニティM・A・F主宰　梅岡比俊

どの治療院が自分に合うのか、利用者目線でていねいに説明されている良書。すべての人に読んでほしい。

医師・医学博士・元ブリュッセル自由大学共同研究員　元地 由樹

健康寿命を伸ばそう――自分たち歯科医師らもこのスローガンのもとに、日々診療にあたっています。業界の独自ルールがよくわかって参考になりました。

歯科医師・医療法人アップル歯科理事長　吉見 哲朗

この本を読むことで、信用ではなく、信頼できる治療院選びをすることができます。からだは資本。健康第一。しっかり見極めましょう。

一般社団法人七夕協会代表理事　小磯 卓也

監修にあたってのご挨拶

高知大学病院教授　刈谷真爾《かりやしんじ》

吉田崇氏とは、いまから約2年前にとある経営者向けのセミナーでご一緒したのがきっかけです。

以来、同じ医療業界に携わる者として親交を深めてまいりました。最初は自ら整骨院をされているのかと思いきや、そうではなく、整骨院専門の経営コンサルタントをされており、施術についてはまったく知らないとのこと。ずいぶんとニッチな分野を専門とされている方だなと思ったものでした。

その後も話を聞いていると、独立する前に勤めていた船井総研在職中から整骨院を専門とした経営コンサルタントを行っていたとのことで、まさに整骨院経営コンサルタントの第一人者といっても過言ではありません。

その彼に、どうして整骨院の経営コンサルタントを行うようになったのかその理由を尋ねてみますと、「こんなに多くの整骨院があるにもかかわらず、どれとして同じ施術をやっているところがない。一院一院やっている施術が違う。それがおもしろくて整骨院経営に関わるようになった」とのことでした。まさに整骨院愛にあふれた方です。

その吉田氏が、この度、新たな本を出版することとなりました。どういった方が整骨院にかかったらよいのか、どういった場合に公的保険が使えるのか、また整骨院を選ぶときのポイントはどこか、といった誰しもが疑問に思うところを実にわかりやすく、また的確に述べています。

さらに私が注目したところは、からだのメンテナンスを行う場としての整骨院の活用という新たな提言をされているところです。2019年の厚生労働省の発表では、2018年の日本人の平均寿命は女性が87・32歳、男性が81・25歳となり、国別でいうと世界では女性はトップ、男性はスイスに次いで2番目であり、世界トップクラスの長寿国となっています。

ただ、いくら寿命が延びてもその分、健康をくずして病院にかかりきりになったり、長期療養が必要となったのでは元も子もありません。私自身、自分の歯に対しては、高齢になってもできるだけ自分の歯で食べたいとの思いから、定期的に歯科医院でメンテナンスを行ってもらっています。しかし、この本を読んで、たしかに吉田氏の言うように自分の骨格についても定期的にメンテナンスをしてもらったほうがいいなと感じた次第です。そして、その場所として整骨院を推薦しているあたりが、さすが整骨院を知り尽くしている吉田氏ならではと感心いたしました。

この本を手にされる方々が、整骨院をこれまで以上に上手に利用されて、これからのご自身の人生を、より健康的で充実したものとされるよう願ってやみません。

2020年3月吉日

あなたの「腰痛」「肩こり」改善！

自分でできる治療院選び●目次

CONTENTS

はじめに

からだの痛みやしびれといったお悩みを抱え、本書をお手に取られたあなた――。日常生活や仕事にまで影響が出るほどであれば、藁《わら》にもすがりたいお気持ちかもしれません。肉体的にも精神的にも苦痛が続けば、明るい未来さえ思い浮かべられなくなります。

テレビ・雑誌・本で紹介された体操やストレッチを試してみたり、痛み止めの薬を飲んでみたり、あるいは、湿布薬や磁石シールを貼る、高価なマッサージ器を購入するなどしても、ちっとも症状が改善しない。整形外科や治療院にも通っているのに、原因がさっぱりわからない。そんなふうに途方に暮れている方は、決して少なくありません。

皆、それぞれに痛みの原因は異なりますから、治療法もさまざまです。いま試していることをガマンして続けたところで、本当によくなるのか先行きが見えないといったところも、不安に駆られる大きな要素ではないでしょうか。

そんなとき必ずや助けとなるのが、国家資格をおもちの先生がいる整骨院・鍼灸院《しんきゅう》・マッサージ院であると、私は確信しています。

私は、整骨院・鍼灸院・マッサージ院・整体院の専門経営コンサルタントとして、全国を飛びまわり活動しております。そのキャリアは、業界では最長となる19年（2020年時点）におよびます。治療院業界の経営者向けに、すでに3冊の本を出版し、数多くの講演も行っておりますので、業界内では知られた存在になっているようです。

以前は、経営コンサルティングを訪問で行っていましたが、現在では新規でのご依頼はお断わりし、整骨院・鍼灸院・マッサージ院に関連する会社の経営者として、日々活動させていただいております。

活動するなかで、とくに数多く受ける質問が、「私の家の近くでよい治療院を知りませんか？」というものです。私のよいと思っている院がたまたまご近所にあれば、よろこんでご紹介させていただくのですが、日本全国、地域ごとにピンポイントで紹介できたことは、ほとんどありませんでした。

紹介できない代わりとして、その都度、よい治療院の特徴をお伝えするのですが、やはり業界の事情に疎《うと》い個々人が、自力で探すのはむずかしいというのが現実です。なかなかお役に立てないもどかしさを募《つの》らせるなかでめぐり合ったのが、今回の出版の話でした。

出版するにあたり、日本の皆さまに貢献できることはなんだろうか、と考えました。考え抜いた結果、治療院業界の表も裏も知る私が、そのノウハウを提供することで、誰もがご自身でよい治療院を見つける方法を広められたなら、これほどすばらしいことはないと信じるに至ったのです。


日頃から私は、「ニッポンの健康寿命を延ばすお手伝い」に向けて取り組んでいます。まだ若いから健康寿命は関係ない、そうおっしゃる方も多いですが、とんでもありません。遅くとも40代からは、ご自身のからだのメンテナンスを定期的に行う必要があると、治療院業界の先生方は皆、口を揃えておっしゃっています。

私自身もいま現在、すでに40代半ばを越えていますが、少し無理をしただけでからだが不調になることを数年前から実感しはじめ、信頼できる先生のもとで、定期的にからだのメンテナンスを施すように努めています。その結果、忙しくても元気で働くことのできる、本来の自分を取り戻すことができました。

この本をお読みになることで、あなたにぴったりの治療院が見つかれば、これに勝るよろこびはありません。

また、本書には、高知大学病院教授・医師の刈谷真爾先生にもご監修いただいた、さまざまな健康へのアプローチが宝石箱のようにつまっています。これらを実践することで、本来の健康を取り戻していただくことを切に希望いたします。

さあ、いまこそ、健康であり続けるための第一歩を踏みだしましょう。

著者

第1章

この痛み、どこに頼ればいいのか

からだの痛みは「治療院」でも相談できる！
（整形外科と整骨院との違い）

第1章では、腰痛や肩こり、ひざの痛みなど、日常で生じるさまざまな不調に対し、「どのように対処すればいいのか？」を考えていきましょう。とくに私がオススメするのは、病院・クリニックだけに頼るのではなく、身近な「治療院」を積極的に活用することです。

この場合の治療院とは、「整骨院」「接骨院」「ほねつぎ」「鍼灸《しんきゅう》」「あん摩《ま》」「マッサージ」「指圧」「整体」「ボディケア」など、医療行為ではなく、専門的な〝施術〟を行ってくれる施設を指します（※本書では、医師によるものを「治療」、治療院によるものを「施術」と表記しています）。

痛みが生じたとき、とりあえず病院・クリニックに行く人は多いかと思います。事実、「お医者さんに相談しよう」「何かあったら医者に行くのが一番！」などと考えている方も少なくないでしょう。ただ、それだけで本当に腰痛や肩こりは解消されるのでしょうか。

たしかに、一般的な病気やケガであれば、病院・クリニックに行くのが普通です。お医者さんというのは、国から医療行為を認められたプロフェッショナルです。高度な勉強ときびしい試験、長きにわたる臨床を経て、医師免許を獲得しているからこそ、安心して診てもらえるのは確かです。

ただ一方で、腰痛、肩こり、ひざの痛みなど、日常的な痛みの場合であれば、「わざわざお医者さんにかかるというのは気が引ける」という方も多いのではないでしょうか。事実、市販薬やストレッチなど、自分でできることからはじめている方も見受けられます。

しかし、自分で行えるケアには、どうしても限界があります。また、初期段階での対応が適切でないと、根本的治療までに時間がかかってしまうことも少なくありません。

そこで私が提案したいのが、積極的な治療院の活用です。現状、日本人の多くは、腰痛、肩こり、手足の関節の痛みなどに悩まされているのが実情です。厚生労働省の調査結果(「国民生活基礎調査の概況」)を見てみましょう。

病気やケガ等で自覚症状がある方の割合(有訴者率《ゆうそしゃ》)とその内容は、平成25年と平成28年でほとんど変わっていません。男性の1位は「腰痛」、2位は「肩こり」、そして5位に「手足の関節が痛む」という症状がそれぞれランクインしています。

また女性の場合を見ても、1位に「肩こり」、2位に「腰痛」、3位に「手足の関節が痛

あなたはどんな症状を感じているの?

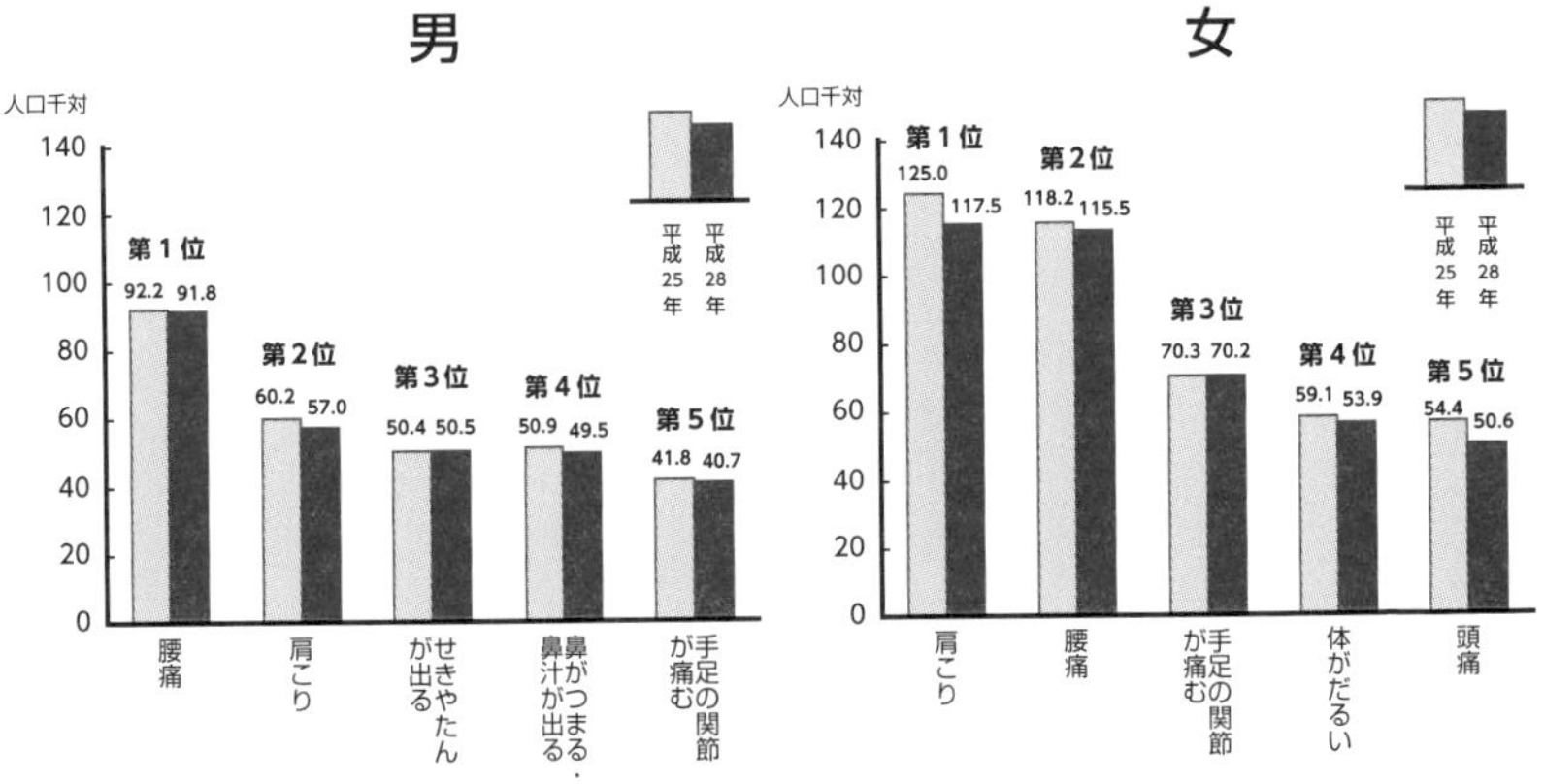

図1-1 病気・けがの自覚がある者の上位5症状・複数回答（厚生労働省HP参照）
注：1）有訴者には入院者は含まないが、分母となる世帯人員には入院者を含む。
　　2）平成28年の数値は、熊本県を除いたものである。

む」という症状が入っています。通院者率の上位5傷病においても、男性の5位および女性の4位に「腰痛症」が入っており、まさに国民的な傷病であることがわかります。

さらに、治療院の現場で話を聞くと、「病院に行ったあと、あらためて治療院に来る方も多い」との声が。その背景には、慢性的な痛みに対する治療への誤解があると考えられます。腰痛や肩こりなどの慢性的な痛みへの対応は、実は整形外科だけの独壇場ではないのです。

もちろん最先端のマシンや治療技術を駆使したり、あるいは特殊な手術をしたりできるのは、当然ながら医師の専売特許です。しかし他方で、手技《しゅぎ》などを用いた骨・筋肉のケア

あなたはどこがツラくて悩んでいるの?

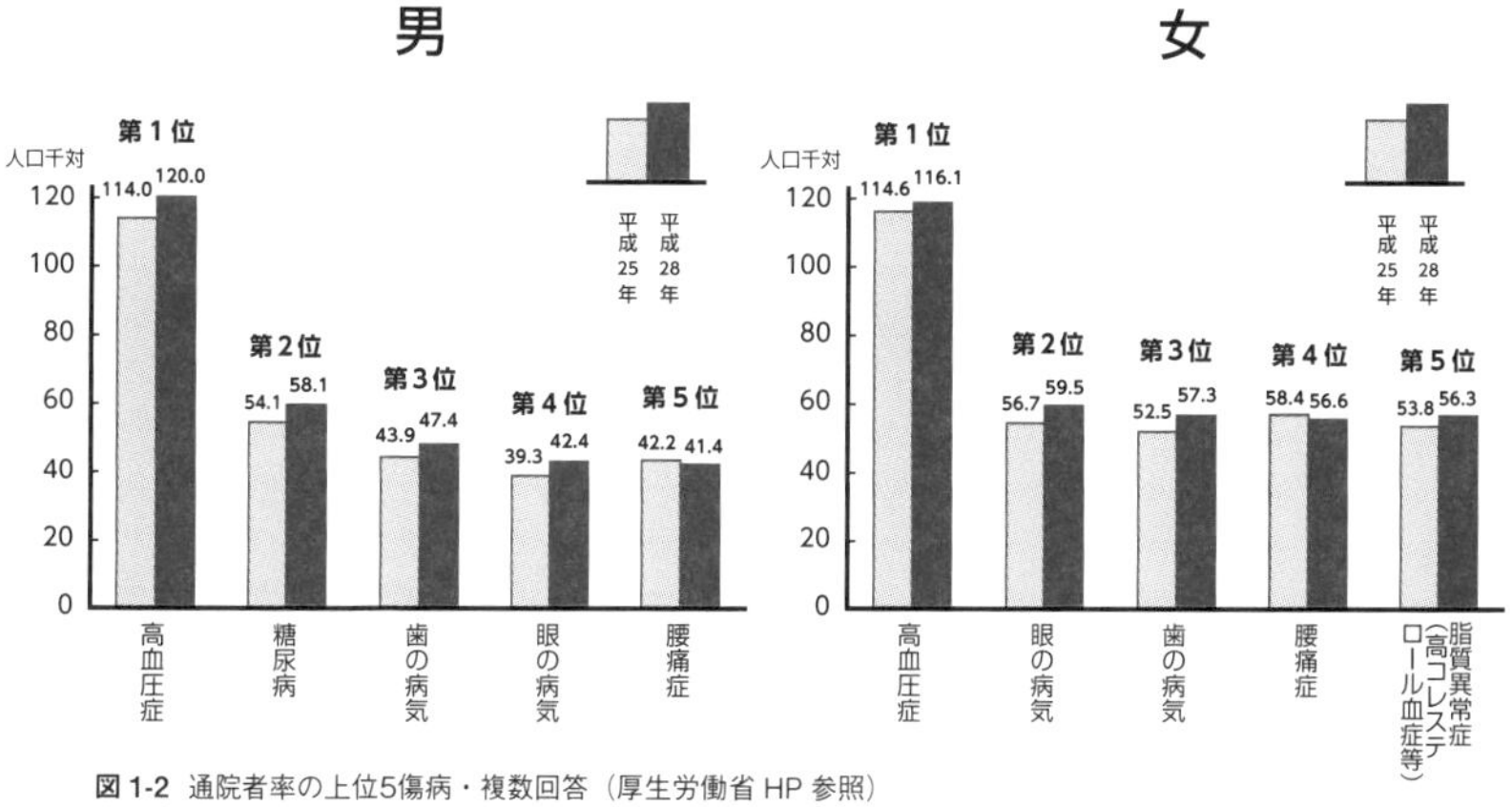

図 1-2 通院者率の上位5傷病・複数回答(厚生労働省 HP 参照)
注:1)有訴者には入院者は含まないが、分母となる世帯人員には入院者を含む。
2)平成 28 年の数値は、熊本県を除いたものである。

を得意としているのが、治療院なのです。

そう考えると、日常生活の中において生じる腰痛や肩こりで相談するべきなのは、整骨院をはじめとする身近な治療院であると言えそうです。治療院なら、どの街にも1つはありますし、気軽に相談できる〝地域密着型〟の治療院もたくさん存在しています。

しかし、そのような治療院の実態については、それほど知られていないようです。たとえば「整骨院」と「整体院」の違いについて理解している人はどれほどいるのでしょうか。また、保険適用の場合とそうでない場合の違いについても知らない方が多いでしょう。

まずは、そのような違いがあることをふまえたうえで、治療院の種類と活用方法について理解することが大切です。治療院の実態を知れば知るほど、身近な頼れる存在として重宝するはずです。つまり自らの健康寿命を伸ばすための重要なパートナーとなるのです。

さまざまな治療院の種類と特徴について

（整骨院と整体ってどう違うの？）

ここであらためて、治療院の種類について見ていきましょう。一口に治療院と言っても、実際には、さまざまな種類があります。それぞれの違いについて理解することが、よりよい施術を受けるための第一歩です。まずは、ざっくりと全体感をつかんでおきましょう。

一般に「治療院」と言った場合、おもに次のようなものが該当します。

- 整骨院
- 接骨院
- ほねつぎ
- 鍼灸

・はり
・マッサージ
・指圧
・整体
・ボディケア
・カイロプラクティック
・リラクゼーション

このうち、「整骨院」「接骨院」「ほねつぎ」については、それぞれ表現が異なるだけです。基本的な施術内容や対応は、ほぼ同じであると考えていいでしょう。いずれも、国家資格である「柔道整復師」の資格をもっている人だけが名乗れます。なお、厚生労働省は、整骨院・接骨院・ほねつぎの呼称を「接骨院」が望ましいとしていますが、浸透度をふまえ、本文中では「整骨院」とします。

柔道整復師になるには、都道府県が指定した専門の養成施設（3年間以上の修学）で学ぶか、文部科学省が指定した四年制大学で理学、運動学、病理学、衛生学、公衆衛生学などの「基礎系科目」と、柔道整復理論、柔道整復実技、関係法規、外科学、リハビリテーション学などの「臨床系専門科目」を履修しなければなりません。

これらの必要な修学を終えたうえで、国家試験を受けて合格すると、柔道整復師（厚生労働大臣免許）になることができます。資格取得後は、治療院などで下積みを経て、実務経験や研修なども受講しつつ、独立に向けた準備をすることとなります。

さて、整骨院と間違われやすいものに「整体」があります。「整骨院」と「整体院」は名前も似ているため誤解されやすいのですが、整体師は非国家資格です。「ボディケア」「カイロプラクティック」「リラクゼーション」も同様です。

柔道整復師という国家資格がなければ開院できない整骨院に対し、ボディケアやカイロプラクティックは非国家資格でも行えます。ただし、あくまでも医療行為ではなく、またなんらかの治療を目的としたものではないという前提があります。一方で、「鍼灸」「あん摩」「マッサージ」「指圧」に関しては、柔道整復師がいる整骨院と同様に国家資格者です。それぞれ、「はり師」「きゅう師」「あん摩マッサージ指圧師」の資格を取得した人だけが名乗れます。頭文字をとって「あはき師」などとも呼ばれています。

鍼灸はそれぞれ、はりによる施術やお灸による施術で、あん摩マッサージ指圧師はあん摩、マッサージ、指圧等を「業」として行うための資格となります。これらを国家資格なしに行うことはできません。非国家資格者による慰安目的の施術が「マッサージ」「指圧」と一般に呼ばれることもありますが、国家資格者のみ看板等に使用できる文言なのです。

このような違いをふまえると、治療院は「国家資格」と「非国家資格」に分類できることとなります。また国家資格の有無から、公的保険が適用できるかどうかもわかります。基本的には、国家資格がなければ公的保険は適用できません。それぞれの視点でまとめると、次のようになります。

●国家資格者による施術＝公的保険が適用できる場合がある

・柔道整復師：「整骨院」「接骨院」「ほねつぎ」
・はり師、きゅう師（一般的に鍼灸師と呼ばれています）：「はり、お灸」
・あん摩マッサージ指圧師：「あん摩」「マッサージ」「指圧」

●非国家資格者による施術＝公的保険は適用されない

・整体

・ボディケア
・カイロプラクティック
・リラクゼーション

　ここで複雑なのは、国家資格者が施術をする治療院はからだの不調を「治す」場所、非国家資格者が施術をするその他の治療院は「リラクゼーション」や「慰安」を目的として行く場所、とは限らないのです。たとえば、整体で体調が改善することもあるからです。

　なお、「健康保険」「自賠責保険」「労災保険」などの各種保険がどのような場合に適用されるのかについては後述します。ここでは、国家資格者による施術でなければ適用されないことに加えて、そのすべてが適用となるわけではない点を押さえておきましょう。

　国家資格の有無および保険適用の可否という分類ができることを前提に、以下、それぞれの特徴について簡単に紹介しておきます。

●整骨院、接骨院、ほねつぎ

　整骨院、接骨院、ほねつぎでは、柔道整復師の業務が行われています。「公益社団法人日本柔道整復師会」のホームページによると、次のように定義されていますので、ご確認ください。

骨・関節・筋・腱・靭帯《じんたい》などに加わる外傷性が明らかな原因によって発生する骨折・脱臼・打撲・捻挫《ねんざ》・挫傷などの損傷に対し、手術をしない「非観血的療法」によって、整復・固定などを行い、人間の持つ治癒《ちゆ》能力を最大限に発揮させる施術を行っています。

（出典：「柔道整復師とは」公益社団法人日本柔道整復師会ＨＰ）

●はり、お灸

鍼灸の施術は、経穴《けいけつ》（ツボ）に対して刺激を与えるかたちで行われます。それぞれ、はりやお灸を用い、ツボを刺激することで細胞を活性化しつつ、自然治癒力や免疫力を高めるのが特徴です。

●あん摩マッサージ指圧

資格の名称からも明らかなように、あん摩、マッサージ、指圧を行います。具体的には、

治療院ってどんなところなの?

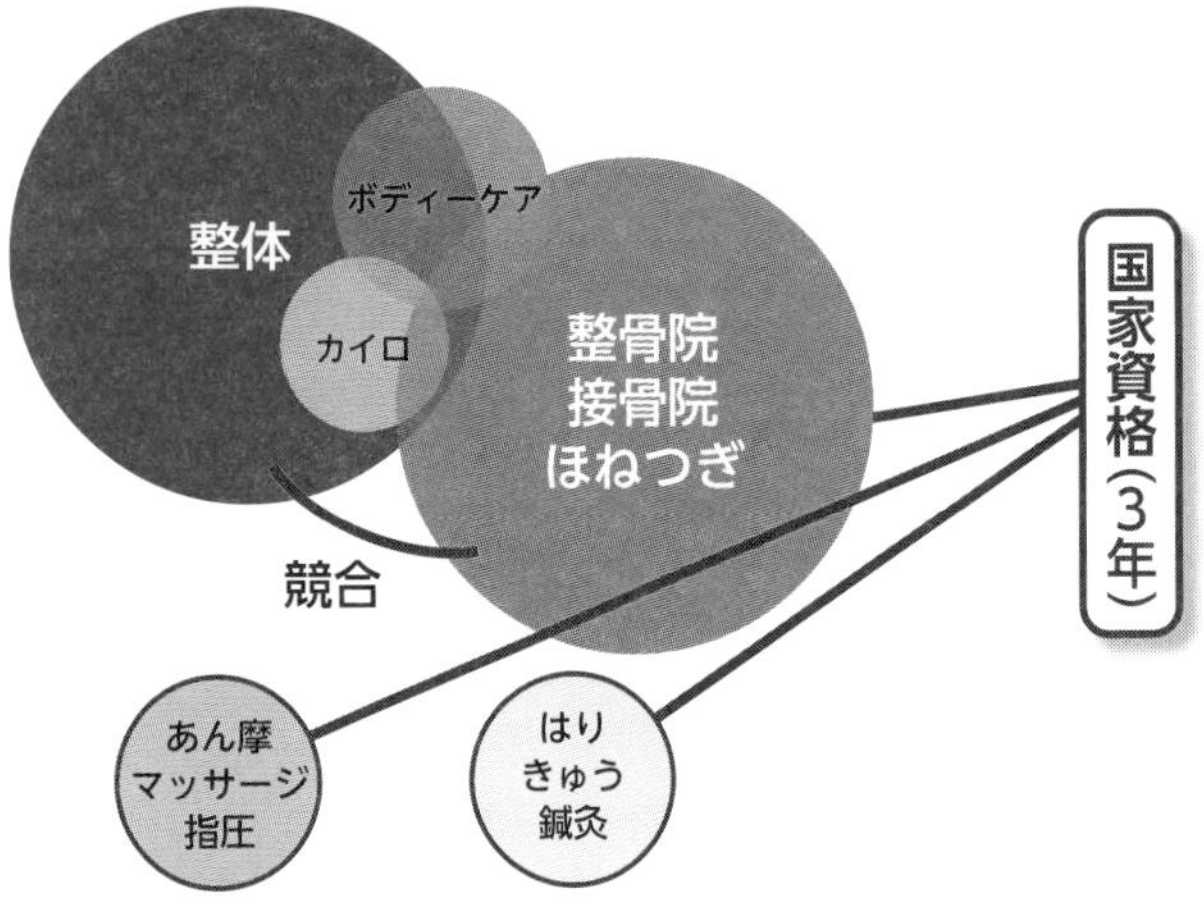

図 1-3 治療院の相関関係および資格の有無

揉む、押す、なでる、さするなどの施術を、手技で行います。血流をよくし、コリや痛みをやわらげるのが特徴です。

●整体、カイロプラクティック

いずれも国家資格者ではありません。整体は、骨盤や背骨を整えたり、骨のズレを矯正したりします。またカイロプラクティックは、おもに脊椎《せきつい》などを矯正することでからだの歪みを取り、自然治癒力を高めます。

●リラクゼーション、ボディケア等

リラクゼーションおよび無資格者によるマッサージ・指圧は、あくまでからだの疲れを癒《いや》すための施術となります。なお、くり返し

になりますが、無資格者が「業」としてマッサージ・指圧を行うことは禁止されています。

施術のやり方は千差万別・十人十色

治療院にさまざまな種類があるように、施術の内容もそれぞれ異なります。どこでも同じ施術が受けられるわけではなく、施術のやり方は千差万別・十人十色であると考えておいたほうがいいでしょう。だからこそ、自分に合った治療院を見つけることが大切です。

具体的な「よい治療院の見つけ方」については、第2章以降で紹介するとして、ここでは施術の種類について簡単に紹介しておきましょう。どのような治療院でどのような施術が受けられるのかを知っておけば、望まない施術を未然に防ぐことができます。

まずは、前提を確認しておきましょう。本章の冒頭でも紹介しているように、お医者さんがいる病院・クリニックで行われているのは「医療行為（治療）」です。具体的には、医師免許をもっている人が、西洋医学にもとづいて治療を行ってくれます。

これらは、病院・クリニックの中でも「整形外科」に該当するのですが、整形外科に加えて、老人ホームなどの高齢者施設にも所属しているのが理学療法士です。理学療法士が行うのは診療補助行為であり、いわゆる「リハビリテーション」がメインとなります。

理学療法士が行うリハビリテーションは、運動機能の回復です。たとえば、「立ち上がる」「起き上がる」「歩行する」などの行為が通常どおりにできるよう、サポートするのが仕事です。その点で、治療を行う医師との役割は明確に異なります。

ちなみに、理学療法士と似ている職業に「作業療法士」というものがあります。理学療法士が基本動作の回復をサポートしているのに対し、作業療法士は自分らしい生活をするために必要な応用動作のサポートをします。たとえば「食事をする」「字を書く」などです。

このうち、腰痛や肩こり、ひざの痛みなどによって日常生活に支障をきたす場合は、基本動作の回復が中心となるため、「医師による治療」と「理学療法士による運動機能の回復」がセットになっています。これらが、整形外科での基本的な対応となります。

一方で、治療院が行う施術は、自然治癒力を高めることに力点を置いています。

現状、残念ながら病院・クリニックと治療院は、必ずしも連携できているわけではありません。むしろ、お医者さんによっては、治療院に行くことを勧めないケースもあります。ただ、身近な頼れる存在として、治療院を活用することは非常に効果的なのも事実です。

次に、治療院で行われている施術の種類について見ていきましょう。治療院の施術は、担当する先生によってもさまざまです。技術は多種多様であり、細かく分類すると、同じ施術法は2つとないとも言われています。また、柔道整復師がカイロプラクティックを、鍼灸師がボディケアを行うといった、分類の垣根を越えたケースも多々あり、杓子定規《しゃくしじょうぎ》には分けられないのが実情です。ぜひ、自分に合ったものを見つけましょう。

たとえば、次のようなものがあります。

・引っ張る、曲げる、伸ばす施術
・関節を「バキバキ」と鳴らす施術
・骨格を整える施術
・そっと触れるだけの施術
・はりを使った施術（鍼灸師の資格を要する）
・あん摩技術を使った施術（あん摩マッサージ指圧師の資格を要する）
・スピリチュアル系の施術（氣《き》を使った施術）
・からだの中から美しくなる美容施術

・からだのもつ本来の力を呼び醒《さ》まし、自然治癒力を高める施術

ただし、これらの施術は基本的に、保険が適用されない「自費施術」となります。そのため、一定の料金はかかってしまうものの、慢性的な痛みを緩和したり、コリをほぐしたりすることもできるのが特徴です。また、からだの定期メンテナンスにも最適です。

とくに痛みが強く、生活に支障をきたしている場合は、迷わず自費施術を受けることをオススメします。1回あたり2000〜5000円ほどが目安になりますが（あくまで目安であり、1000円のところもあれば、1万円以上のところもあります）、5000円であればそれほど無理のない範囲で通えるかと思います。

また治療院によっては、お得な「回数券」を販売しているところもあります。これは、慢性的な痛みにありがちな中長期的な施術の必要性を考慮し、できるだけ通いやすいよう、治療院が行っている工夫です。回数券を利用すれば、より通いやすくなるでしょう。

一方で、くわしくは第2章以降で解説していますが、無理に回数券を販売しようとする治療院は避けたほうが無難です。あくまでも、施術を受ける側が自ら選択できる環境を整えているかどうかがポイントとなるのです。

保険が使えるケース・使えないケース

腰痛や肩こりの施術を治療院で受けたいと考えたとき「保険が使えるか・使えないか」は大きなポイントになります。保険が適用されれば、少ない負担で施術を受けることができるためです。とくに、定期的に通う人にとっては重要でしょう。

ただし、治療院におけるすべての施術に保険が適用されるわけではありません。この点をきちんと理解していない人は意外に多く、「あの接骨院では保険でやってくれたよ」「整体は保険が使えないの⁉」などと、施術現場で戸惑う声も聞かれています。

では、どのような場合であれば保険が使えるのでしょうか。実は、保険が適用されるのは「国家資格者による施術のみ」というのが前提となります。つまり、非国家資格者の施術や慢性症状には、保険が適用されません。

厚生労働省は、「柔道整復師等の施術にかかる療養費の取扱いについて」というページにおいて、保険が使えるケースについて詳細に解説しています。分類は「柔道整復師」「はり師・きゅう師」「あん摩マッサージ指圧師」の3つです。
それぞれの具体的な内容は、以下のとおりです。

柔道整復師の施術

●保険を使えるのはどんなとき

・整骨院や接骨院で骨折、脱臼、打撲及び捻挫（いわゆる肉ばなれを含む）の施術を受けた場合に保険の対象になります。

・なお、骨折及び脱臼については、緊急の場合を除き、あらかじめ医師の同意を得ることが必要です。

●治療を受けるときの注意

・単なる肩こり、筋肉疲労などに対する施術は保険の対象になりません。このような症状で施術を受けた場合は、全額自己負担になります。

・療養費は、本来患者が費用の全額を支払った後、自ら保険者へ請求をおこない支給を受ける「償還払い」が原則ですが、柔道整復については、例外的な取扱いとして、患者が自己負担分を柔道整復師に支払い、柔道整復師が患者に代わって残りの費用を保険者に請求する「受領委任」という方法が認められています。

このため、多くの整骨院・接骨院等の窓口では、病院・診療所にかかったときと同じように自己負担分のみ支払うことにより、施術を受けることができます。

・柔道整復師が患者の方に代わって保険請求を行うため、施術を受けるときには、必要書類に患者の方のサインをいただくことが必要となります。

・保険医療機関（病院、診療所など）で同じ負傷等の治療中は、施術を受けても保険等の対象になりません。

はり・きゅうの施術

●保険を使えるのはどんなとき

・主として神経痛、リウマチ、頸腕《けいわん》症候群、五十肩、腰痛症及び頸椎《けいつい》捻挫後遺症等の慢性的な疼痛《とうつう》を主症とする疾患《しっかん》の治療を受けたときに保険の対象となります。

●治療を受けるときの注意

・治療を受けるにあたって、保険を使うには、あらかじめ医師の発行した同意書又は診断書が必要です。くわしくは、はり・きゅう施術所などにお尋ねください。

・保険医療機関（病院、診療所など）で同じ対象疾患の治療を受けている間は、はり・きゅう施術を受けても保険の対象にはなりませんので、ご注意ください。

マッサージの施術

●保険を使えるのはどんなとき

・筋麻痺や関節拘縮等であって、医療上マッサージを必要とする症例について施術を受けたときに保険の対象となります。

●治療を受けるときの注意

・マッサージの施術を受けるにあたって、保険が使えるのは、あらかじめ医師の発行した同意書又は診断書が必要です。くわしくはマッサージ施術所などにお尋ねください。

・単に疲労回復や慰安を目的としたものや、疾病予防のためのマッサージなどは保険の対象となりませんので、ご注意ください。

（出典：「柔道整復師等の施術にかかる療養費の取扱いについて」厚生労働省）

このように、保険が適用される場合とそうでない場合は、明確に規定されています。まずは、自分が受ける施術の内容を把握したうえで、保険が適用されるのかそうでないのかを理解しつつ、各治療院でもヒアリングしてみるといいでしょう。

料金などを尋ねた際、わかりやすくきちんと説明してくれる治療院かどうかも大切なポイントとなります。

また最近では、定められた規定に反して保険請求を行う治療院もあるようです。境目が微妙なこともあり、くわしい事情を知らない患者さんがトラブルに巻き込まれるケースも散見されます。基本的なルールについて、あらかじめ知っておくようにしましょう。

交通事故施術に保険って使えるの？

治療院の中でも、とくに整骨院は、〝交通事故施術〟のイメージが強いのではないでしょうか。街中《まちなか》にある整骨院の看板で、「交通事故に遭われてお悩みの方」「交通事故施術おまかせください」などの表記を目にしたことがある方も多いかと思います。

事実、交通事故によるケアは病院（整形外科）か整骨院が基本です。最初に整形外科を受診し、お医者さんから診断書をもらったうえで、整骨院を訪れる方も多いです（ただし、医師の医療方針や損保会社の対応によって異なる場合もあります）。

基本的に、整形外科が得意としているのは初期の診断、治療方針の選定、消炎剤・鎮痛剤の処方などです。ムチウチなど中長期的な痛みとなると、リハビリテーション施設が充実していない病院では、湿布やコルセットなどの提供が中心となります。

そこで、整骨院の出番です。整骨院は、交通事故による痛みへの対処に強みをもっています。日常生活の中で生じる腰痛や肩こり、ひざの痛みなどもそうなのですが、対症療法だけで治るケースは少なく、やはり長い目で見た対処が必要となります。

そのときに、現状をヒアリングしつつ、寄り添いながら施術を行える整骨院であれば、時間をかけてじっくりと改善していくことができますし、回復状況を確認しながらの施術も可能です。だからこそ、整形外科医だけでなく、整骨院を頼ることが大事なのです。

とくに急性である交通事故の対応は、保険適用となります。

前項で紹介したとおり、柔道整復師による整骨院等での施術には、健康保険や医療扶助（生活保護）が使えますが、交通事故の場合は、労災保険および自動車損害賠償責任保険（自賠責保険）の適用がほとんどなのです。

ちなみに、外傷性が明らかな急性のケガに対する施術を行う場合、保険が適用されます。要件としては、「骨折」や「脱臼」の応急手当を除く施術をするときには、医師の同意が必要です。「打撲」「捻挫」「挫傷」などの場合であれば、医師の同意は不要です。

一方で、慢性的な肩こりや腰痛、内科疾患が原因の痛みなどについても、健康保険の対象外となります。もちろん、通勤途中や仕事中のケガは労災保険が適用されるケースがありますし、交通事故によるケガには自賠責保険の適用対象となります。

わからないことがあれば、整骨院や接骨院の先生に確認してみてください。

交通事故の対応を得意としている柔道整復師であれば、施術に関することはもちろん、保険対応についてもくわしく教えてくれます。知識や経験がどのくらいあるのかも、選ぶ基準となるでしょう。

次に、自賠責保険の対象となる施術を柔道整復師が行った場合についてですが、その施術費用は、患者さんが窓口で全額支払ったのち、領収書を添えて自賠責保険に請求するという流れになります。

こうした手続きはとても面倒で、患者さんにとっては大きな負担かもしれません。そんなとき役に立つのが、「施術費用の一括請求」という方法です。患者さんに代わって費用請求をするための同意書を損保会社に提出してもらうことで、柔道整復師が、損保会社を介して自賠責保険に費用を請求できるようになります。

この一括請求を活用することで、患者さんは窓口での立て替え払いなど面倒な手間を省くことができます。整骨院では、交通事故の患者さんにとって利便性の高いサービスも用意されているのです。

さて、実際の施術については「ムチウチ」が気になる方も多いかと思います。その点、柔道整復師が行う施術は、筋肉や関節への直接的なアプローチを強みとしています。そのため、湿布やコルセット、痛み止めだけでは改善できないところも改善できます。

とくに痛みが長引く場合は、その旨を整骨院の先生に相談し、適切な対応をとってもらうようにしましょう。症状をみながら施術をしてもらえば、時間をかけて少しずつよくなっていきます。ぜひ、交通事故対応には整骨院を頼るようにしてください。

補足になりますが、ここまでの話をふまえて、保険が適用されるかどうかをチャートにまとめました（図1－4）。保険が適用されるかわからないケースも多いかと思います。ぜひこのチャートを参考にしつつ、整骨院の先生に聞いてみてください。

治療院の価格設定について

次に、治療院で行われる施術の「価格」について見ていきましょう。結論から先に言ってしまうと、価格は施術の内容や種類、地域、あるいは資格の有無によってバラバラです。

また先生によっては、高価格帯で設定している人もいれば、そうでない人もいます。

資格の有無によって価格が前後すると思われる方もいるかもしれませんが、実際にはそ

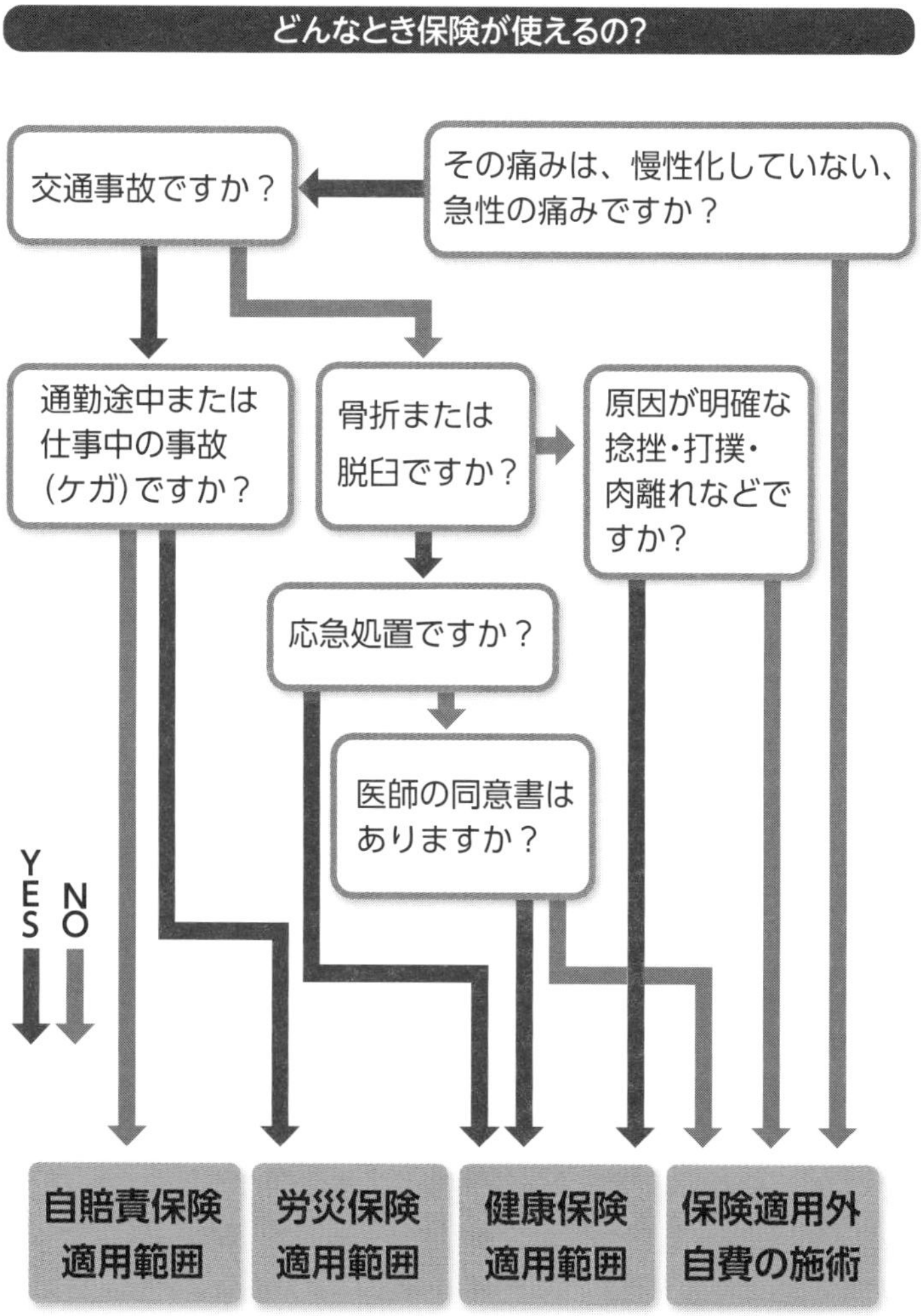

上記はあくまで目安です。ケースによって異なりますので、くわしくは整骨院に問い合わせましょう。

図 1-4 整骨院・接骨院の保険適用チャート

うでもありません。柔道整復師の資格をもっている整骨院と、非国家資格の整体院とで比較しても、整骨院のほうが高額であるとは限りません。やはり、その院の設定次第です。

もちろん、治療院の先生たちは、それぞれ思惑があって価格設定をしています。具体的には、「どのような症状に対し、どのような技術を、どのくらい提供したいか？」という視点に加えて、経営的な採算も考慮しつつ、決めているのか大半でしょう。

あるいは、「この技術であれば、このぐらいの料金で提供するべき」という、相場観から考えて設定している先生もいます。提供されている技術にはいろいろなものがあるものの、それぞれの種類とその料金動向をもとにして、価格を決めるやり方です。

たとえば、「この技術には3000円出せる」と患者さんが判断するものに対しては、3000円の価格を設定する。2000円なら2000円、5000円なら5000円というかたちです。もちろん、先生の経験と実績によっても変わります。中には例外的に、1万円以上でも行列のできる治療院さえあるのです。

ちなみに、近隣の競合院と比較するかどうかについては、判断が分かれるところです。

個人的には、患者さんのからだを改善するためのサービスを提供している以上、価格競争をするのはよくないと考えています。ただ、競争がきびしくなっているのは事実です。

第2章以降でもふれていますが、中でも整骨院は、養成学校の規制緩和によって柔道整復師が急増しています。その結果、整骨院の数も増加傾向にあり、競争環境はかなりきびしいものとなっているのです。そうなると、価格競争が起こりやすいのも当然と言えるでしょう。

帝国データバンクがまとめたところによると、整骨院・療術・マッサージ業者2090社のうち、2016年度から2018年度まで3期連続で収入高が判明した1888社の2018年度の収入高合計は、前年度比4・8％増の2038億4800万円とされています。その要因としては、「新規開業」や「ニーズの増加」が挙げられています。

一方で、2019年（1月～10月）の倒産件数は78件発生しており、2000年以降で最多の2018年に迫るペースで推移しているとのこと。ちなみに2018年は93件が倒産しており、過去10年で最も多くなっていました。

このように、治療院を取り巻く環境はきびしくなっているものの、誠実な施術を行っているところは、適正価格を維持しているように思います。むしろ、無理な価格競争をしかけているところほど状況が悪化しており、今後は淘汰《とうた》されていくかもしれません。

事実、倒産しているところの多くは「販売不振」や「業績不振」によって経営が悪化しているようです。患者さんにいいサービスを提供し、適切な価格を設定していれば、どんなに競争が激化していても生き残れます。選ぶべきなのは、そのような治療院です。

また、価格が極端に安かったり、反対に高かったりする場合は、その理由を聞いてみるといいでしょう。その院ならではのメリットが提供されている可能性があります。特別な施術をしていたり、最新設備を導入していたりなど、理由はさまざまでしょう。

いずれにしても、相場を背景にした適正価格をベースにしつつ、許容できる範囲の値段で治療院を比較してみてください。長く通うことを考えれば、通えるペースの価格帯であることが望ましいでしょう。

以上のように、治療院の価格をチェックする際には、さまざまな視点からその妥当性をチェックしてみてください。治療院や先生によって設定している価格はマチマチですが、結局は自分が納得できるかどうかなのです。

変わった施術をしてくれる治療院について

本章の最後に、これまでに紹介していないちょっと変わった施術についても紹介しておきましょう。治療院や施術の世界は非常に奥が深く、資格の有無や保険の可否だけではくくれません。中には、不思議な施術を行っているところもあります。

たとえば、ちょっと不思議な施術に「色」を使ったものがあります。施術方法は非常にシンプルで、患者さんの症状や悩み、相談内容に応じて、それらを解決するために色のついたシールなどを活用した施術です。具体的には「色を貼る」ものとなります。

からだのどこかに痛いところがあった場合、その原因となる部分に、色のついているシールを貼る。そうすると、たちまち痛みが消えていく。従来の医学からすると考えにくいことなのですが、実際にそれで痛みがひいたり、病気が改善したりするので驚きます。

このような施術は、分類としては「整体」に入るのでしょうか。いずれにしても特殊な施術家として活動していることは間違いなく、しかも効果があるため、一部の人々から絶大な支持を得ているようです。

具体的な理論としては、色がもつ〝波動〟を活用し、病気や症状の色に合わせて施術を行うとのこと。実際に効果が出ている（痛みが消えるなど）以上、その実力を認めざるを得ません。

これから先、広がってくる可能性があるでしょう。

その他の変わった施術としては、美容関連のものがあります。エステにも近いのですが、たとえば「美容鍼」を活用したものや、「ＥＭＳ（Electrical Muscle Stimulation（電気筋肉刺激）」などを利用した施術もあります。

これらの施術は、いわゆるケガや病気を〝治す〟ものではありませんが、顔のハリやツヤを改善させたり、おなかまわりの脂肪をとったりなど、美容に効果があるとされています。また、腹筋や体幹を鍛えることによって、健康を維持することにもつながります。

整骨院においても、最新の設備を導入することで、他の治療院と差別化をはかっているところもあります。どの整骨院にも医療機器は必ず入っていますが、スタンダードなのは「低周波」「高周波」「超音波」「マイクロ波」「遠赤外線」などでしょうか。

中には、特殊な機械によって「光線治療」を行ったり、はりに似た「ＳＳＰ療法」などを行ったりするところもあります。ＳＳＰは「Silver Spike Point」の略で、ＳＳＰ電極をツボに置き、低周波によって表面を刺激する療法とされています。

こういった特殊な機械を導入しているかどうかは、各治療院のホームページに記載されています。それらの情報も参考にしつつ、ちょっと変わった治療院を選んでみるのもひとつの方法です。場合によっては、なかなかとれなかった痛みが改善するかもしれません。

有名なところでは「ＡＫＡ（関節運動学的アプローチ）」もあります。ＡＫＡは、医学的には次のように定義されています。

関節運動学的アプローチ、ＡＫＡ（Arthrokinematic Approach）とは関節運動学に基づき、関節の遊び、関節面の滑り、回転、回旋などの関節包内運動の異常を治療する方法である。

（出典：「ＡＫＡとは」日本関節運動学的アプローチ（ＡＫＡ）医学会ＨＰ）

これらの施術は、どのようにして〝痛み〟にアプローチするのかの違いが根底にあると考えられます。そもそも痛みとは、脳の電気信号がベースになっているものです。患部に痛みがあるというより、それを脳が電気信号として送っているわけです。

たとえば腰痛に関しては、全体の8割ぐらいは原因が明らかになっていません。いかにも健康そうな人が、痛みを訴えているケースも多いのです。反対に、病院に行けばヘルニアと診断される人でも、痛みが生じていないためにそのままになっている場合もあります。

そう考えると、ドクターの中にも痛みを「脳の誤作動」と表現する人がいるのもうなずけます。患部の異常というより、脳が誤作動を起こしているために痛みが生じる。切断されたはずの手足に痛みを感じるなどの症状はまさに、その一例なのかもしれません。

そういった視点でさまざまな施術法を見てみると、医学的な根拠の有無も大事なのですが、どのようにして痛みにアプローチしているのかも重要なのだとわかります。変わった施術を行っている先生や治療院には、それなりの理由があるのです。

なんらかの痛みで悩んでいる人は、ぜひ先入観をもたずに、いろいろな施術をチェックしてみてはいかがでしょうか。

第2章

よい治療院はどうやって探せばいいのか

大切なはじめの一歩！よい治療院を見つけるために知っておきたいこと

第2章では、整骨院や整体院をはじめとするさまざまな治療院のうち、〝よい治療院〟を見つけるためのコツについて紹介していきましょう。治療院は、どこを選んでもいいわけではありません。あくまでも、自分に合った最適な治療院を選択することが大切です。

肩こりや腰痛に悩まされたとき、あるいは交通事故などによるムチウチになったとき、はじめて治療院を探しはじめる人は多いです。ただ、数ある治療院がひしめく中で、どのような治療院が最適なのかを見極めるのは大変でしょう。

事実、治療院の数は増え続けています。厚生労働省の資料によると、あはき師、柔道整復師の数は年を追うごとに増え続けており、その結果、治療院（施術所）の数も増加しています。具体的な推移は、図2−1、2−2のとおりです。

また、柔道整復師が運営する整骨院に関しては、2018年末時点で約5万77か所にまで増加しているとのデータもあります。わずか10年の間に、およそ1・4倍にまで拡大し

治療院の数ってどのくらいあるの？ ①

	あん摩マッサージ指圧を行う施術所	はり及びきゅうを行う施術所	あん摩マッサージ指圧及びはり並びにきゅうを行う施術所
昭和61年	18,956	10,237	25,230
昭和63年	19,117	10,156	26,386
平成2年	19,512	10,609	26,992
平成4年	20,280	12,055	28,624
平成6年	20,828	12,481	29,451
平成8年	21,199	13,166	30,850
平成10年	20,424	13,455	31,434
平成12年	21,272	14,216	32,024
平成14年	20,772	14,008	32,722
平成16年	20,532	14,993	33,601
平成18年	21,822	17,794	34,517
平成20年	21,092	19,451	35,808
平成22年	19,983	21,065	36,251
平成24年	19,880	23,145	37,185
平成26年	19,271	25,445	37,682
平成28年	19,618	28,299	37,780

図2-1 あはき施術所数の推移（厚生労働省HP参照）
注）平成22年は、東日本大震災の影響により、宮城県が含まれていない。

治療院の数ってどれくらいあるの？ ②

昭和61年	13,786
昭和63年	15,289
平成2年	16,753
平成4年	18,552
平成6年	19,800
平成8年	21,412
平成10年	23,114
平成12年	24,500
平成14年	25,975
平成16年	27,771
平成18年	30,787
平成20年	34,839
平成22年	37,997
平成24年	42,431
平成26年	45,572
平成28年	48,024

図2-2 柔道整復を行う施術所数の推移（厚生労働省HP参照）
注）平成22年は、東日本大震災の影響により、宮城県が含まれていない。

ている計算です。そのため競争も激化していることは、すでに述べたとおりです。

増加してきた背景については第6章でくわしく解説するとして、これだけ多くの治療院がある点は見逃せません。だからこそ、よりよい治療院を見つけること、とくに自分に合った治療院を探し出すことはむずかしくなっていると考えるべきでしょう。

そこで、そのような治療院を見つけるためのポイントについて紹介していきたいのですが、その前に、柔道整復師に関する「広告規制」や「広告ガイドライン」について確認しておきましょう。実は整骨院の業界には、きびしい広告規制があるのです。

その理由は、お医者さんによる医療行為（治療）と整骨院の施術の違いを明確にし、患者さんに誤解を与えないようにするためです。ただ実際には、こうしたルールに反して広告を掲載している整骨院が少なくありません。

広告規制やガイドラインに反して（意図的に）広告を展開しているということは、ルール違反をしてでも集客したいという発想があると考えられます。そのため、そのような治療院はできる避け、まっとうに活動している整骨院を選ぶようにしましょう。

たとえば、次のような規定が設定されています。

1．施術所に関する広告

《使用可能な事項》

○あはき：業務の種類（あん摩、マッサージ、指圧、はり、きゅう）

○もみりょうじ、やいと、えつ、小児鍼（はり）、ほねつぎ（又は接骨）

○施術所の名称、電話番号及び所在の場所を示す事項

○法律に基づく届出をした旨

○予約に基づく施術の実施

○休日又は夜間における施術の実施

○出張による施術の実施

○駐車設備に関する事項

《使用することが出来ない施術所名》

○単に「○○療院」、「○○治療所」という、病院又は診療所にまぎらわしい名称

○はり科、きゅう科等の「科」の文字を使用することは適当でない

○流派その他技能経歴等に関連する事項を冠すること

2. 施術者等に関する広告

《使用可能な事項》

○あはき：施術者である旨並びに施術者の氏名及び住所

○柔整：柔道整復師である旨並びにその氏名及び住所

《使用不可能な事項》

○施術者の技能、施術方法又は経歴

3. 施術日、施術時間に関する広告

《使用可能な事項》

○施術日又は施術時間

4. 保険の取扱い等に関する広告

《使用可能な事項》

○医療保険療養費支給申請ができる旨

（あはき：申請については医師の同意が必要な旨を明示する場合に限る）

（柔整：脱臼又は骨折の患部の施術に係る申請については医師の同意が必要な旨を明示する場合に限る）

5. 適応症、効果・効能等に関する広告

《使用可能な事項》

○適応症、効果・効能等は広告不可

6. 料金に関する広告

《使用可能な事項》

○料金は広告不可

その他にも、

・届出（開設届・受領委任を扱う施術管理者の届出）と施術所の看板名称が不一致

・許可を強調する記載、費用を強調する記載（交通事故を起因する施術）

・施術が全て保険（療養費）適用であるとの誤認を招く広告
・医療・医療機関との誤認を招く広告
・有資格者と誤解される広告（無資格者の場合）

（出典「あはき、柔整施術所等の広告に関する実態等」厚生労働省）

など、問題が指摘されている広告はたくさんあります。まずは、これらの基本ルールを前提に、適切な治療院を見極めるようにしましょう。

よい治療院を見つけるための「口コミ&ネット検索」のポイント

それでは、実際に、よい治療院を見つけるためのポイントについて見ていきましょう。
自分に合ったよい治療院を探す際に、私がオススメするのは、まず「口コミ」をチェックすることです。口コミというのは、お店の見た目や立地などの良し悪しを含む第三者からの評判であり、実際に施術を受けた患者さんの評価を指します。

口コミは、古くから活用されてきた重要な情報源です。まずは友人や知人に「こんな症状で悩んでいるんだけど、いい治療院知らない?」と聞くところからはじめてみてください。リアルな口コミ、とくに痛みを実際に体験し、改善した人からの話には、ネット上にあふれる不特定多数の情報とは比べものにならない信憑性《しんぴょうせい》があります。ぜひ、どこの治療院で施術してもらったのか尋ねてみてください。

治療院にはそれぞれ施術の得意な部位があるので、肩こりなら肩こり、腰痛なら腰痛を克服された方にヒアリングするのがよいでしょう。

しかしそうは言っても、現代のとくに都心部では、近隣に知り合いがいないという方も多いはずです。賃貸マンションなどでは、隣の部屋に住んでいる人と一度も口をきいたことがないという人だって少なくありません。そういった方々が近隣の治療院を探さなければならない場合、やはりインターネットに頼らざるを得ないのが実情です。それならば、インターネットを便利に活用し、あなたに合った治療院選びをすればいいのです。

それでは、インターネット検索について見ていきましょう。

パソコンやスマートフォンが普及したことによって、私たちはいつでもどこでも情報を検索・閲覧できるようになりました。自分に合った最適な治療院を探す際にも、まずは、インターネットで情報収集する人が大半かと思います。

ただし、インターネット上の情報は、必ずしもそのすべてが信用できるとは限りません。インターネットを使って情報収集することは大事なのですが、それらの情報を鵜呑《うの》みにするのではなく、さまざまな視点から比較・検討するようにしてください。

では、インターネット検索で情報収集をするとき、どのような点に注意しておけばいいのでしょうか。具体的な見極め方について見ていきましょう。ポイントとしては、治療院が発信している情報だけでなく、客観的な評価も取り入れるということです。

前提として、まず、ホームページを設置していないところは避けたほうが無難です。現状、ホームページは患者さんと出会う最初のきっかけになるのですが、そのホームページを設置していないところというのは、患者さんへの対応が十分ではありません。

もちろん、古くから運営している治療院などであれば、先生がＩＴ関連に弱いということもあるでしょう。ただ、患者さんがたくさん訪れている治療院であれば、若いスタッフを採用するなどして、ホームページを設置することはできるはずです。

あるいは、ホームページの専門業者に依頼すれば、治療院のページを設置することはそれほどむずかしくありません。そのような努力をしていない以上、なんらかの特別な理由があるのか、あるいは治療院としての経営に問題があると考えられます。

例外として、ホームページを設置していなくても患者さんであふれ返っている優秀な先生もいます。そのような人は、治療院の世界における〝イチロー〟みたいなものなので、ホームページは不要でしょう。そうした例外を除き、ホームページはあることが前提となります。

治療院がホームページを設置する理由は、もちろん集客をはかることなのですが、しかし患者さんの立場から見た場合、実はよい治療院を見つけだすさまざまなヒントが隠されています。

本章で詳述しますが、押さえておくべきポイントさえふまえておけば、少なくともその治療院が、試しに足を運ぶ価値のあるところか、はたまた避けたほうが無難なところかくらいは、かなりの部分が見えてくるのです。まずはそのノウハウを学んでいただき、「自分に合った施術をしてくれそう」「親切に対応してくれると思える」などの治療院が見つかったら、実際にアクションしてみてください。

ちなみに、インターネット上で口コミをチェックする際には、「エキテン」と「グーグルマップ」の活用をオススメします。エキテンはいわゆる民間の口コミ・ランキングサイトで、グーグルマップはグーグル社が提供している地図サイトです。

とくにグーグルマップの情報は、無料で運用されていることもあり、信憑性は高いです。よい情報も悪い情報も掲載されています。一方で、いずれもサクラやいやがらせなどが混ざる可能性については、考慮しておくべきでしょう。

・エキテン
https://www.ekiten.jp/

・グーグルマップ
https://www.google.co.jp/maps

インターネットで治療院を探すときの大事なポイント!

ここまでの内容をふまえて、とくにインターネットでよりよい治療院を探すときのポイントについてまとめておきましょう。おもに次の6項目が挙げられます。

①ホームページに「理念」が書いてあるか？

ホームページに記載されている内容は、「施術者について」「施術内容」「治療院の基本情報」「料金体系」などの基本事項だけではありません。とくに重要なのは、その治療院ならではの理念が書かれているかどうかです。

理念というのは、「どのような方針で施術を行っているのか」を示すものです。一般企業であれば「企業理念」や「企業方針」などとして掲げられているもので、その治療院を運営する先生の想いを知ることができます。

痛みをとる施術というのは、必ずしも技術だけが重要なのではありません。最低限の技術は必要ですが、先生のホスピタリティや使命感、さらには施術に対する信念のようなものが大事です。だからこそ、理念が書いてあるかどうかをチェックしましょう。

具体的には、国家資格者であれば、「人々の健康に貢献したい」と真剣に考えているケースが多いです。ただ、理念は治療院によってさまざまです。掲げられている理念に賛同できるかどうかが、治療院を選ぶ際のポイントになるでしょう。

②利益優先を感じさせる表記はないか？

次に、価格面についてもチェックしておきましょう。とくに、「利益優先」や「報酬重視」などと感じられる治療院は、避けたほうが無難です。利益や報酬を優先した結果、施術そのものが雑になってしまう恐れがあるためです。

少なくとも、ホームページから温かみを感じられるかどうかは、よくチェックするようにしてください。ホームページには、その治療院ならではの雰囲気が反映されているものです。温かみのある・なしは、先生の人柄を象徴しているのかもしれません。

③どういう施術ができるのか？

前提として、どのような施術ができるのかを公開していないホームページは論外です。どのような技術をもっている先生が、どのような施術をしてくれるのかについては、最低限の情報として掲載されているかどうか確認しておきましょう。

加えて、施術の内容や保険適用などについて、おおげさに書かれている場合は注意が必要です。広告規制にもあるように、人のからだに触れる仕事である以上、節度のある表記が求められます。そこに、先生の人柄も出るものです。

どういう施術ができるのかきちんと記載されていることを前提として、その施術内容が誇大広告になっていないかどうか。そこまで見ておけば、その治療院が信頼できるかどうか、安心して任せられるかも見極められるでしょう。

④投稿の内容は信頼できるか？

口コミサイトでよくあるのですが、投稿している人が治療院の関係者であったり、従業員であったりするケースもあります。反対に、いやがらせで投稿している場合もあるでしょう。そのように、投稿の内容が信頼できるかどうかもひとつのポイントです。

投稿内容を精査するのはむずかしいですが、明らかに関係者の投稿であったり、かたよった投稿があったりしたら要注意です。また、手書きの感想などを掲載している治療院であれば、信用度は高くなります。比較してみましょう。

⑤書き込みや口コミ数が極端に多くないか？

書き込みや口コミの数については、極端に多かったり、まったくなかったりするところは要注意です。極端に多いところはサクラの可能性がありますし、まったくないところは患者さんが少ないからかもしれません。

インターネットの口コミでよくあるのですが、書き込みや口コミは操作されている可能性があります。その点を考慮に入れて、あくまでも参考程度にとらえておきましょう。

⑥院長やスタッフの顔が見えるか？

最後に、院長先生やスタッフの顔が見えるかどうかも見ておきましょう。顔を出しているということは、自らの技術や施術内容に自信をもっているということです。また、責任感をもって施術にあたってくれると考えられます。

加えて、見た目の雰囲気が好きになれるかどうかについてもチェックしておきましょう。

安心して任せられるかどうかは、直感も重要です。先生やスタッフの顔を見たときに、リラックスして任せられるかどうか、イメージしてみましょう。

施術の内容、種類、資格など治療院を選ぶポイント！

次に、インターネット検索だけに限らない、治療院の総合的な選び方について掘り下げてみましょう。

とくに、柔道整復師がいる整骨院（接骨院、ほねつぎ）を選ぶ際のポイントとしては、次の5つが挙げられます。

①何種類の施術ができるのか？

治療院によって、できる施術の内容や強みは異なります。たとえ腰痛の施術を得意としている先生であっても、手技から機器を使ったものまで、引き出しはいろいろです。ただ多ければいいというわけではありません。

まずは勉強熱心な先生を選ぶようにしましょう。

また、柔道整復師の中には、鍼灸師の資格を取得している先生もいます。資格を取得しているということは、それだけ施術やからだについての知識も深いと考えられます。そのため、鍼灸師の資格をもっているかどうかもチェックしておくといいでしょう。この資格の有無は大きなポイントです。

もちろん、整骨院や接骨院を運営するには、柔道整復師の資格があれば問題ありません。ただ、それに加えて鍼灸師の資格ももっていれば、さらに信頼度が増すと覚えておきましょう。

やはり、国家資格を取得するのには、一定の努力が必要なのです。

とくにオススメなのは、「一の手、二の手、三の手」というように、効果が出るまで複数の施術を試してくれる治療院です。どのような施術も、人によって合う・合わないがあります。選択肢が多ければ、それだけ効果が得られる可能性も高まります。

②得意な施術法・部位（腰・首・ひざetc）はどこか？

治療院や先生によって、得意な施術法だけでなく、得意な部位もあります。たとえば、「肩の施術に強い」「腰の施術が得意」などです。施術の中心となる「首・肩・腰・ひざ」のいずれかのうち、差別化ポイントとなるのはひざの施術に関してです。年齢をかさねることでひざに悩みを抱える人も多くなりますが、ひざの改善はむずかしく、適切な施術ができる先生はスキルが高いと判断できます。

もちろん施術だけでなく、「歩き方のコツ」や「生活習慣の改善」など、ひざに関する幅広い知識をもっている先生であれば安心です。ひざを改善するのはむずかしいだけに、その点に強みをもっているかどうかはひとつの差別化ポイントになるでしょう。

③年齢が若すぎることはないか？

柔道整復師は、国家資格を3年で取得するのが基本です（大学の場合4年）。ただ、学校で習うのは座学が中心なので、実践的なことは仕事をしながら覚えていくしかありません。そのため、若すぎる先生は、実地経験が乏しい可能性があります。

目安としては、10年のキャリアがあるかどうか。治療院全体として見ると、院長先生のキャリアが10年前後であるかどうかをチェックするといいでしょう。年齢というより、キャリア年数で見ることが大事です。

ホームページの記載事項だけでなく、パンフレットなどにも先生のキャリアは記載されています。わからなければ聞いてみましょう。もちろん、10年というのはあくまでも目安です。それより短くても優秀な先生はたくさんいます。

④地域密着を打ち出しているか？

近所で治療院を探す場合は、「地域密着」を打ち出しているかどうかを見ておきましょう。

その地域に根ざして活動している治療院は、口コミが広がりやすいため、きびしい評価にさらされることとなります。

その点、地域に根ざして活動し、長く運営できている治療院は安心です。施術の内容が悪かったり、対応が不十分であったりすると、長くはやっていけないためです。地域密着を打ち出しているかどうかも、確認しておきましょう。

⑤院長が施術を担当しているか？

最後は補足なのですが、院長先生が施術をしてくれるかどうかもチェックしておきましょう。ホームページに書かれている技術が優良なものであったとしても、スタッフ全員がそのレベルに達しているとは限らないためです。

その点で言うと、カウンセリングから実際の施術まで院長先生が対応している治療院であれば安心です。もちろん、院長先生をはじめとして、どのスタッフでもハイレベルの施術ができる治療院であれば、なんら問題はありません。

また、施術に際しては、腕力がありそうな先生を選びたがる人もいます。しかし、どの施術でもそうですが、必ずしも「力がある＝よい施術」とは限りません。むしろ、変に力を使うことなく適切な施術できるのであれば、それに越したことはないのです。

来院されてから押さえるべき6つのポイント！

本章の最後に、来院されてから確認しておきたい「チェックポイント」について見ていきましょう。

口コミをチェックしたり、インターネットで検索したり、あるいはそれらの情報を比較検討したりしながら自分に合う治療院を見つけたら、その治療院に足を運んでみてください。実際に行ってみなければわからないこともあります。

来院された際、イメージどおりの場合もあるでしょうが、ホームページやネットの情報とは大きく異なっているケースもあります。その場合には、別の治療院を検討するのもひとつの方法です。最初のイメージだけにこだわらず、自らの実体験から感じた印象を大事にしましょう。

具体的なチェックポイントとしては、以下の点が挙げられます。

①カウンセリング検査（問診）はていねいか

来院されて最初に行われるのが「カウンセリング検査（問診）」です。「いつ頃から痛みはじめましたか？」「原因に心あたりはありますか？」「どこが痛みますか？」「どのような痛みがありますか？」などをヒアリングしていくのですが、この段階でよく話を聞いてもらえないと、その後の施術も期待できません。

技術に自信がある先生の中には、問診に時間をかけず、すぐ施術に入る人もいます。それで改善すればいいのですが、大抵はよくなりません。

やはり、症状についてきちんとヒアリングしたうえで、適切な施術を行うことが求められます。

マッサージ系の治療院でよくあるのが、世間話をしながら「とりあえず寝てください」などと、いきなり施術をはじめるケースです。カウンセリングをおろそかにし、一般的なマッサージをただ行うだけなのですが、それでは根本的な改善にはつながりにくいと思います。

②施術内容は明確か

治療院によって施術内容はさまざまですが、どのような施術をしてくれるのかがわかりにくいのは問題です。説明を聞いても「?」と思うような先生は要注意です。

少なくとも、「痛みの改善か・根本治療を目指すのか」「保険か自費か」「選択肢の提示はあるか」など、重要事項は必ずチェックしておきましょう。説明を含め、施術内容は明確であるのがベストです。

③料金説明は明確か

明確ということで言えば、料金の説明についても同様です。基本となる施術の料金が明確であることに加えて、保険の適用範囲や自費施術の説明がわかりやすいかどうかも確認しておきましょう。

また自費施術の場合は、強引な押しつけ等はせず、患者さんに選択肢を提示しているかどうかも大事です。あやふやな説明をしている場合は、施術を受ける前に、必ず疑問点を解消するようにしてください。

④初回から回数券を勧めたりはしないか

施術に時間がかかりやすい肩こりや腰痛は、定期的に通わなければならないことも多いです。その場合、回数券を購入するとお得になります。

ただ、最初から回数券を勧めてくる治療院だと、それが目当てのように思えてしまうものです。

たしかに回数券は患者さんにとっても便利ですが、それを利用するかどうかは患者さんが決めることです。通院の効果とメリットをよく考慮したうえで、自分の判断で購入するかどうかを決めましょう。少なくとも、押し売りするところはNGです。

ちなみに、症状にもよりますが、治療院には最低でも2~5回ほどは通ったほうがいいでしょう。痛みの改善など、実際に効果を感じられるようになるためには、それだけの回数が必要です。目安として、5回前後を基準にしておきましょう。

⑤柔軟に対応してくれるか

痛みをとる施術は、必ずしも正解があるわけではありません。患者さんの年齢や性別、症状によって、微妙に施術内容を変えなければならないこともあるでしょう。そのときに、柔軟な対応をしてくれるかどうかは重要です。

もちろん、患者さんの好みもあります。痛くてもいいので早く治してほしい人もいれば、じっくりと寄り添いながら施術してもらいたい人もいるでしょう。そのような希望をふまえて対応してくれるかどうかも、選ぶポイントになります。

当然のことながら、患者さんの話を聞いてくれない治療院・先生はNGです。

⑥思っていたのと違ったら、急がばまわれ

実際に来院されてから「思っていたのと違う」「イメージどおりではなかった」というケースは少なくありません。そのような場合には、ためらうことなく別の治療院を探すよ

うにしましょう。無理に、施術を受け続ける必要はありません。

とくに治療院の場合、2~5回の施術が必要だと述べました。しかしそれは、最低限のサービスができている治療院の話です。カウンセリングが行われていなかったり、患者さんの要望が聞き入れられなかったりする治療院の場合、1回でやめてもかまいません。

また、施術を受けたあと、強い違和感を感じた場合は遠慮せずに先生に問い合わせてください。施術に納得できないまま同じ施術を受けていると、思わぬトラブルにもつながりかねません。無理なガマンはしないように注意しましょう。

第3章

一生つき合える治療院の見つけ方

一生つき合える治療院を見つけるための7つのポイント

第3章では、「一生つき合える治療院の見つけ方」について見ていきましょう。腰痛や肩こりのうち、とくに慢性的な痛みに関しては、長い目でみて施術を受けなければなりません。

そのため、長くつき合えるかどうかが選ぶ際のポイントになります。

第5章と第6章でもくわしく解説していきますが、痛みが発生したときだけでなく、普段から定期的にからだのメンテナンスを行っていくことが、健康寿命を延ばすためには欠かせません。

だからこそ、一生つき合える治療院を見つけることが大事なのです。

とくに本章では、これまでの内容をふまえて7つのポイントを紹介していきます。まずは、これらのポイントを確認しておきましょう。そのうえで、厚生労働省が発信している「「総合医療」情報発信サイト」をもとに、情報の見極め方についても考えていきます。

①ていねいに話を聞いてくれるか？

一生つき合える治療院というのは、医療でいうところの〝かかりつけ〟というイメージです。痛みを改善したい場合でも、あるいは健康寿命を伸ばすという観点でも、かかりつけの治療院をもっておくことは非常に重要となります。

とくに、肩こりや腰痛の悩みは、一朝一夕《いっちょういっせき》で解決するものではありません。日常的に負荷がかかりやすく、長年の積み重ねでダメージを受けている部位であるため、中長期的にケアしていく必要があります。

だからこそ、定期的に通える治療院があると便利なのです。

そのときに、「ていねいに話を聞いてくれるかどうか」は、ひとつの指標となるでしょう。ただ施術をするのではなく、患者さんの話を聞いてくれてはじめて、適切な施術がわかるはずです。また、会話の中で信頼関係を築くこともできます。その点、話を聞く姿勢があることはとても大事なのです。

②先生の人柄はいいか？

雰囲気や感じ方という点では、施術をする「先生の人柄」もポイントになるでしょう。これからも通い続けるということを前提に、「この先生なら長くつき合えそう」「話しやすい」「リラックスできる」などの点を重視したいところです。

もちろん、腕のよさも大事なのですが、同時に人柄についてもおろそかにしてはいけません。治療院の施術は、患部への直接的な影響だけでなく、精神面も影響します。人柄がいい先生であれば、ストレスを感じることなく通えるでしょう。

③多彩な技術があるか？

同時に、多彩な施術方法に対応できるかどうかも重要です。痛みが生じる箇所やその痛み方、さらにはケアするべき場所は年齢とともに変わっていきます。そのため、幅広い対応ができる治療院を選ぶようにしましょう。

施術の引き出しに加え、「知識は十分か？」なども見ておけば万全です。また、実際に施術する先生だけでなく、スタッフさんがフォローしてくれるなど、治療院全体としても評価するようにしましょう。

受付の対応だけでも、治療院の雰囲気はわかります。

④経験の長さは十分か？

施術する先生の経験は、おおむね10年がひとつの目安になると述べました。経験と技術は比例します。やはり、10年前後の経験があれば、技術も一定水準に達していると考えられます。経験の長さは十分にあるか、ヒアリングしてみましょう。

また、年齢からおおよその経験年数を逆算することもできます。21歳で学校を卒業したとして、先生の年齢が30歳前後であれば、10年ほどの経験があると推測されます。20代であればまだ若いかもしれません。

もちろん、経験内容は人によって異なります。

⑤無理なことは無理と言ってくれるか？

施術を受ける人の中には、「あれもしてほしい」「これもしてほしい」などと、次から次へと無理難題を言う人もいます。そのようなとき、患者さんの言うことばかり聞いてしまうと、結果的に、本人のためにならないこともあります。

そのため、優秀で信頼できる先生ほど、できないことはできないとハッキリ言ってくれるものです。患者さんにこびるわけではなく、柔軟な対応をしつつも、きちんと線引きしてくれるわけです。そのような先生こそ本物と言えるでしょう。

⑥医師の判断が必要な症状を見抜いてくれるか？

患者さんの症状によって、治療院だけでは対応できない場合もあります。そのようなとき無理に通わせるのではなく、適切な医療機関を紹介してくれるところは信頼できます。

とくに、「くわしい診断は病院で」「ケアは治療院で」というように役割分担できると、患者さんのメリットも大きくなるかと思います。反対に、理由もなく過剰な病院批判をする先生はあまりオススメできません。

⑦きちんと勉強しているか？

複数の国家資格をもっている人はもちろん、普段からよく勉強している先生は、施術や人体に関する知識が豊富です。たとえば鍼灸整骨院などは、柔道整復師と鍼灸の国家資格を両方もっているので、少なくとも計6年間勉強しています。

それだけでも、勉強熱心であることの目安になるでしょう。勉強熱心だということは、つまり患者さんのことを考えているということです。また、新しい技術も吸収しているでしょう。施術への情熱があるかどうかは、長くつき合う上で大切な要素なのです。

ここまで紹介した「一生つき合える治療院を見つけるための7つのポイント」には、長くつき合っていくために重視しておきたい要素が盛り込まれています。これらを基準にして、より長期にわたって通える治療院を見極めていきましょう。

あふれる情報に惑わされないためのノウハウとは?

今後、自分で治療院を探すとなれば、インターネットで比較したりする機会が増えていくかと思います。その過程で、注意しておきたい情報の見極め方について掘り下げていきましょう。

厚生労働省では、「『統合医療』に係る情報発信等推進事業」として、「『統合医療』情報発信サイト」を立ち上げています。これらの内容はおもに医学・医療に関することですが、治療院についてもあてはまることが多いです。以下、参考にしてください。

情報の見極め方①（根拠とかたより）

治療院や施術内容などを調べるとき、「なんとなくよさそうだ」「たぶん大丈夫だろう」などと、直感で選ぶ人もおられるかと思います。

ただ、医療類似行為である治療院での施術においても、やはり最低限の根拠はチェックしておいたほうがいいでしょう。

たとえば医療情報に関して、次のような点が指摘されています。

動物実験で「病気の治療に有望」と言われることが、人でも効果があるかどうかは、この段階ではほとんどわかりません。人に対する研究（臨床研究）で本当に効果が確認されていることが大切です。

ある物質が、特定の病気に効くことが動物実験から期待されたとします。その物質は、薬事法という法律のもと、治験という臨床研究で、効果や安全性が確認されます。そして、きびしい審査を通ったものだけが、医薬品として認められます。このような国が定める手続きにより、薬であることの根拠がきちんと整えられています。

ところが、病気や体の調子などの悩みを取りあげて、「○○によい！」「○○にはこれ！」など、まるで効果があるようなイメージで売られているものは、医薬品のように厳密な手続きを受けていないものがほとんどです。

（出典：「「統合医療」に係る情報発信等推進事業」厚生労働省）

治療院での施術でも、「その根拠はなんだろう？」「なぜそう言えるのだろう？」と考えるクセをつけてみてください。納得のいく説明ができる先生かどうかで、知識や経験の有無も判断できるかと思います。

加えて、「情報のかたより」にも注意しましょう。

情報のかたよりとは、「特定の立場から提供されていることによる歪み」のことです。ポジショントークなどはまさにその典型なのですが、ぜひ、情報がかたよっていないかどうかも見るようにしてください。

たとえば同サイト上では、次のような指摘もなされています。注意しましょう。

ある治療法の効果を知りたい時、次のような場合は「患者さん全体にこの治療法が効いたかどうか」は、ゆがめられて伝わってしまいます。

医師が、患者さんに「この治療法を受けていかがでしたか?」と質問しました。その患者さんは、その治療法が効いたと思っていませんでした。でも、いつもお世話になっているので、「おかげさまで、効いているようです」と答えてしまいました。

医師が、長く通院している患者さんだけに「この治療法を受けていかがでしたか?」と質問しました。治療法が効いていると信じて通院している患者さんは、「効いています」と答えました。

患者さんのなかには、「治療法が効いていない」と思って病院に来るのをやめてしまった人もいるのですが、そのような患者さんに医師が質問することはできませんでした。

（出典：「『統合医療』に係る情報発信等推進事業」厚生労働省）

情報の見極め方②（数字のトリック、分母）

もっともらしい情報の多くは「数字」を用いて見栄えをよくしているものです。たとえば「8割の人が改善した!」「満足度90%の施術!」といった表記です。これらの表記は、必ずしもウソとは限りませんが、なんらかの〝トリック〟である可能性はあります。

そもそも数字というのは、提示されているだけで信憑性が増すような気がするものです。キャッチコピーやウェブ記事のタイトルにも数字が用いられているように、より人々に信じてもらいやすくするべく、工夫するために数字が使われています。

ただし、数字というのは操作することができます。具体的には、分母を意図的に隠したり、数字をつくったりする行為です。あらかじめ分母を少なくしておけば、必然的に、提示する数字は大きくなります。そのことを示さなければ、患者さんにはわかりません。

また、「満足度」を高くするために、アンケートに答えてくれた人に対して割引などをすれば、回答する内容についても、おのずと相手を評価するものになりがちです。心理的なトリックに近いのですが、示される結果は患者さんの判断に影響します。

具体的な注意点については、次のとおりです。

痛みの治療を受ける時に、「この治療法で7割の人の痛みがとれます」と言われるのと、「この治療法は3割の人では痛みがとれません」と言われるのとでは、印象はどのように変化しますか？

どちらも同じことを言っているのですが、「7割の人に効く」と言われる方が、この治療法を前向きに受けようという気持ちになるのではないでしょうか。

「半分以上の人がリピート！」という話では、残りの半分の人は二度と来なかったのかもしれませんし、「60％の人が効果を実感！」という話では、40％の人は効果を感じなかったのかもしれません。

（出典：「『統合医療』に係る情報発信等推進事業」厚生労働省）

また、分母を操作することによって見栄えのいい数字をつくっているケースも考慮し、「分母はどのくらいなのだろうか？」「どのくらいの人が対象になっているのだろう？」などと考えることも大切です。

具体的な事例として、次のようなものが挙げられています。

サプリメントの広告に「のんで多くの方がダイエットに成功！」とあり、5人の方の体験談が紹介されていました。実は、サプリメントをのんだ人は全体で1000人いて、そのなかでやせられたのは、この5人だけでした。

このサプリメントの効果を知るには、分数で考える必要があります。サプリメントをのんだ人全体と、やせられた人の数を調べて、

やせられた人の数／のんだ人全体の数

という分数を出します。この分数が大きいほど、サプリメントの効果があると考えることができます。（この話では、「1000／5（＝0・005）」となり、とても効果があるとはいえません）

（出典：「「統合医療」に係る情報発信等推進事業」厚生労働省）

情報の見極め方③（原因、因果関係）

「汗だくのまま汗をふかずに運動していたら、風邪をひいてしまった」「慣れないジョギ

ングで無理をしてしまい、筋肉痛になってしまった。このようなことは、誰もが一度は経験しているのではないでしょうか。からだが不調になるときには、必ず原因があります。
たとえば慢性的な肩こりに悩まされている人の場合、現代であれば、長時間におよぶパソコンやスマートフォンの使用が疑われます。あるいは、日常的に運動不足であり、血流が悪くなっているということもあるでしょう。いずれにしても、原因を考えることが大事です。

たとえば、次のような視点が求められます。

友人が「毎朝ジョギングをしたら風邪をひかなくなった」と話していたら、「ジョギングのおかげで風邪をひきにくくなったのかな?」と思うかもしれません。

でも、もしかしたら、友人は(話さなかったのかもしれませんが)、外出時にいつもマスクをしていたかもしれないし、手洗いやうがいを欠かさなかったのかもしれません。さらに、毎朝ジョギングをするために、早寝早起きをして十分な睡眠をとっていたのかもしれません。

このように、手に入った情報だけで原因を決めてしまうのではなく、いくつかの原因が隠れている可能性を考えるようにしましょう。

（出典：「「統合医療」に係る情報発信等推進事業」厚生労働省）

また、原因があって結果があることを「因果関係」と言います。からだの不具合がある場合はもちろん、あらゆる物事には因果関係があるものです。それらを見極めるために、「なぜからだの不調が起きたのだろう？」と考えることからはじめましょう。

そのうえで、「デスクワークのし過ぎで血流が滞《とどこお》っているのかもしれない」「運動不足だから筋肉が凝っているのだろう」などと、原因と結果が論理的につながるかどうかもチェックしましょう。強引に理由をつけてしまうと、正しい因果関係は導けません。

ポイントとしては、次のような内容が挙げられています。

「毎朝ジョギングをしたら風邪をひかなくなった」という話では、「毎朝のジョギング」が原因で、「風邪をひかなくなった」が結果のように見えます。でも、もしかしたら「風邪をひかなかったから、（その結果として）毎朝ジョギングを続けられた」のかもしれません。見えている順番では、ジョギングが先にあって、その後、風邪をひかなくなったように感じてしまいます。しかし、ジョギングが原因ではなく、本当は結果として現れた出来事だったとも考えられます。

雨ごいをして雨がふったら、それは雨ごいの効果なのでしょうか？ そんなはずはありませんね、たまたま天候が変化しただけです。でも、雨ごいを続けているうちに雨がふると、まるで雨ごいの効果があったように見えてしまいます。このような表面的な出来事をつなぎ合わせて、「祈った、雨がふった、だから、雨ごいには効果があった」と、あたかも因果関係があるような言い方には注意が必要です。

（出典：「「統合医療」に係る情報発信等推進事業」厚生労働省）

情報の見極め方④（比較、ネット情報）

情報を精査する際には、「比較する姿勢」をもつことが大切です。書かれている内容を鵜呑みにするのではなく、「本当にそうなのかな？」と情報を比較することです。

情報を比較していれば、「こっちの情報は間違っているかもしれない」「この情報は正しいようだ」などと、情報に対する感度が高まっていきます。そのようにして、情報を選別する目を養うことができれば、よりよい治療院や先生も見つけやすくなるでしょう。

たとえば、次のようなポイントが挙げられています。

「この方法で体の調子がよくなりました！」と言われても、「この方法には効果がある」とは決められません。なぜかというと、他の方法でも調子がよくなったのかもしれないし、もしかしたら、何もしなくても調子がよくなったのかもしれないからです。でも、「他の方法による場合」や「何もしなかった場合」のことは、この情報からはわかりません。

（出典：「「統合医療」に係る情報発信等推進事業」厚生労働省）

とくに、インターネット上の情報には注意が必要です。これまでにも述べているように、インターネットで検索できる情報は玉石混交《ぎょくせきこんこう》です。正しいものもあれば、そうでないものもあります。そのような前提のもと、情報には接するようにしてください。

ただ、普段からあまりインターネットを使わない人は、どのようにしてインターネット上の情報にふれればいいのかわからないかと思います。そのようなときは、以下のようなポイントを意識しつつ、一つひとつ判断していきましょう。

どこが出している情報なのかを確認しましょう。URL（ホームページなどのアドレス）の最後の「トップレベルドメイン」（com／jpなど）を見て、政府機関（go.jp／gov）や大学・研究機関（ac.jp）の情報を優先しましょう。サイト運営者の名前や連絡先が示されていることも大切です。

いつ出された情報なのかを確認しましょう。日付のない情報は、いつの情報かわからないので、信用できるかどうかわかりません。日付があっても、古い情報では、情報が出された当時と状況が変わっている可能性があります。

オリジナルの情報なのかを確認しましょう。どこか他のところからコピーされた情報の場合は、「もとの情報はどこにあり、どんな内容なのか」という確認が必要です。

（出典：「『統合医療』に係る情報発信等推進事業」厚生労働省）

情報の見極め方⑤（出どころ、物事の両面）

得られた情報は、その内容だけでなく、「出どころ」についてもチェックしておく必要があります。

出どころとはつまり、「どこの、誰から、もたらされた情報なのか」です。それにより、情報の信憑性や内容への判断は変わってきます。

そもそも、出どころが明らかでない情報は疑ってかからなければなりません。どこの誰からもたらされた情報なのかわからない以上、調べることができません。もしかしたら、その情報を提供している人が、自分たちに有利なウソをついている可能性もあります。

また、情報の出どころが明らかになっていたとしても、それだけで情報の質を判断するのは危険です。

たとえば、「医師の研究で明らかに……」「学会の発表によると……」などの文言があったとしても、きちんと内容まで見て判断するようにしてください。

ポイントとしては、次のような事項が挙げられています。

「情報を発表した人は誰で、どこに所属しているか?」や、「資金を出したのはどこか?」に注意が必要です。情報には、背後に利害関係があることがあります。治療法などの研究では、研究者や資金を出した企業などが利益を得ようとする場合には、都合のよい結果ばかりが強調されているかもしれません。

学会や論文の情報なら、科学的な裏づけがあるのでしょうか?

残念ながら、すべての学会や雑誌が、発表されている内容の科学的な裏づけをきびしく確認しているとは言えないのです。

学会といっても、さまざまな団体があります。研究の発表を広く募集している学会もあり、それぞれの内容が厳密にチェックされている訳ではありません。論文は、学会より細かなチェックを受けていることが多く、医学雑誌のなかには内容をきびしく審査しているものもあります。ただし、権威ある一流の雑誌から、簡単に論文が掲載されるような雑誌まで、さまざまなレベルがあります。

(出典:「『統合医療』に係る情報発信等推進事業」厚生労働省)

さらに、情報にまつわる「ベネフィット（利益）」と「リスク（危険）」についても意識しておきましょう。ベネフィットがあるということは、なんらかのリスクもあると考えられます。物事の両面をきちんと見極め、上手につき合うことが大切です。

たとえば、以下のようなことが考えられます。

ある治療法を受ける時には、効果という「利益」を期待します。同時に、かえって調子が悪くなるという「危険」の可能性がないとはいえません。ほとんどの治療法に、このような二つの面が少なからずあります。

世の中に出回る情報は、どうしても利益か危険の一方ばかりが強調されがちです。「砂糖には脳のはたらきを高める効果がある（利益）」という話を信じて、甘いものを食べ続けたら虫歯になった（危険）などということがあるかもしれません。

（出典：「「統合医療」に係る情報発信等推進事業」厚生労働省）

情報の見極め方⑥（情報の吟味、研究の種類）

さらに一歩すすんで、「情報の吟味」や「研究の方法」についても紹介しておきましょう。情報をいかにして吟味《ぎんみ》すればいいのかを知りつつ、研究の方法も考慮に入れておけば、より深く情報を精査することができるようになります。

とくに、医学情報に接するときは「①情報をふるいにかける（スクリーニング）」「②情報のかたよりをチェックする」「③情報に「PICO」をあてはめて考える」という3つの段階を経ることが重要であるとされています。具体的には、図3―1、3―2、3―3のとおりです。

（※PICO：「①患者（Patient）②介入（Intervention）③比較（Comparison）④結果（Outcome）」の略称。どのような患者に、どのような治療をしたら、何と比較して、どのような結果になるのかを基準としています）

次に、「研究の方法」についてです。こちらはちょっとむずかしいので、関心がない方

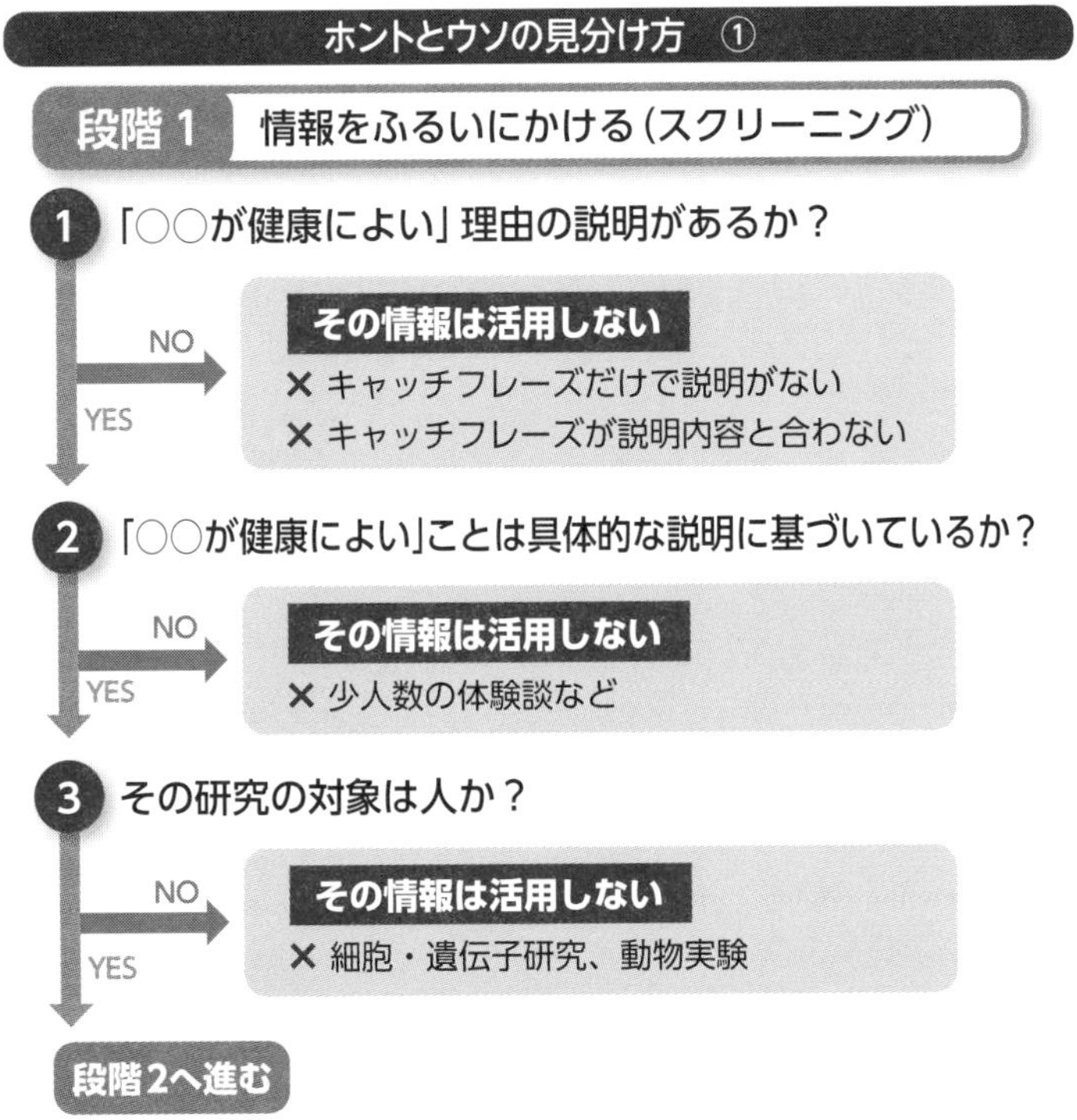

ホントとウソの見分け方　①
段階 1　情報をふるいにかける(スクリーニング)
1 「○○が健康によい」理由の説明があるか？
NO
YES
その情報は活用しない
✕ キャッチフレーズだけで説明がない
✕ キャッチフレーズが説明内容と合わない
2 「○○が健康によい」ことは具体的な説明に基づいているか？
NO
YES
その情報は活用しない
✕ 少人数の体験談など
3 その研究の対象は人か？
NO
YES
その情報は活用しない
✕ 細胞・遺伝子研究、動物実験
段階2へ進む

図 3-1　医学情報に接するときに踏むべき３段階①(厚生労働省 HP 参照)

は飛ばしていただいてかまいません。ただ、「その研究は本当に信用できるのか？」などと気になる方は、以下「人に対する研究のチェックポイント」を参考にしてください。

とくにここでは、3つの視点から研究について紹介されています。

●観察研究

「観察研究」は、患者さんを観察した結果を分析する研究方法です。観察研究は、

ホントとウソの見分け方　②

段階2　情報のかたよりをチェックする

4　○○にデメリットはないか？

✕ デメリットがある、デメリットがメリットより大きい
✕ デメリットが書かれていない

5　その研究の実施者は○○から利益を得る立場か？

✕ 利益相反があり、結果に影響を及ぼす懸念がある
注：「利益相反」とは、研究結果に影響するような**利害関係**が疑われることです。

6　できる範囲で以下も確認する

・その研究結果を覆す最新の研究がないか？
・複数の研究で支持されているか？
・診療ガイドラインに採用されているか？

❹❺❻をそれぞれチェックして、その情報の活用に注意する

段階3へ進む

図3-2　医学情報に接するときに踏むべき3段階②（厚生労働省HP参照）

時間との関係によって大きく3つに分類されます。

横断研究：ある時点での患者さんの状態を調査する研究方法です。

ケース・コントロール研究：病気など、ある事象の有無について、時間をさかのぼってその原因（と疑われるもの）の有無を調査し、患者さんのグループを比較する研究方法です。事象（病気）をもつ患者さんのグループを「ケース」、もたな

ホントとウソの見分け方 ③

段階3　情報に「PICO」をあてはめて考える

注：PICOはPatient（患者）、Intervention（介入）、Comparison（比較）、Outcome（結果）の略で「ピコ」と読みます。

7　その研究のPICOは明確か？

P　誰（どんな人）に対して
I　何（どんなこと）をしたら
C　何（別のどんなこと）に比べて
O　どうなった

意思決定する前に改めて確認

8　その研究のPICOは自分のPICOと合致するか？

P　研究のPは、自分と似ているか
I　研究のIは、自分が入手・実行できそうか
C　自分が選べる他の方法はあるか
O　研究のOは、自分にとって重要か

⑦⑧を確認して、その情報の活用を判断する

図3-3　医学情報に接するときに踏むべき3段階③（厚生労働省HP参照）

い患者さんのグループを「コントロール」といいます。患者さんのなかには、「治療法が効いていない」と思って病院に来るのをやめてしまった人もいるのですが、そのような患者さんに医師が質問することはできませんでした。

コホート研究：ある要因をもつグループともたないグループについて、時間がたつとともに予想する結果が起きるか、起きないかを調査し、２つのグループを比較する研究方法です。調査するグループのこ

とを「コホート」といいます。

●介入研究

「介入研究」は、治療や予防などの方法を試験として患者さんに行って、その結果を評価する研究方法です。一般的に、適切に実施された介入研究からは、観察研究よりも信頼性の高い情報が得られます。（介入研究は「臨床試験」とも呼ばれます）

介入研究では、効果などがまだ十分に確認されていない方法を試験することもあり、高い倫理性と科学性が求められる研究方法です。

試験に参加する患者さんは、「試験する治療」として治療Ａか治療Ｂのいずれかを受けます。その後、治療Ａと治療Ｂのグループで効果や安全性を比べて、どちらの治療がよいかを評価します。

「ランダム化比較試験」は、介入研究の中で特に信頼性の高い方法です。試験へ参加した場合に、治療Ａと治療Ｂのどちらをうけるかは、くじびきのような方法で確率によってランダム（無作為）に決まります。この方法を「ランダム化」といいます。

●システマティック・レビュー

「システマティック・レビュー」は、特定のテーマについて、世界中から研究結果をくまなく集めて分析する研究方法です。一般的に、適切に実施されたシステマティック・レビューからは、個々の研究の結果よりも信頼性の高い情報が得られます。

質の高いシステマティック・レビューの情報を提供する世界的な活動として、「コクラン」があります。

（出典：「『統合医療』に係る情報発信等推進事業」厚生労働省）

情報の見極め方⑦（EBM）

最後は「根拠に基づく医療（EBM）」についてです。EBMとは、「evidence-based medicine」の略称で、その医療情報が根拠に基づくものであるのかどうかを考えるという発想です。近年、医療関連の情報において重視されています。

世の中には、根拠に基づかない情報がたくさんあります。「なぜだかわからないけど効く」「理由は不明だけど治った」など、医療情報においても同様です。しかし、根拠がないということは、提供された薬や治療の有用性がわからず、適切に評価できません。治療院での施術においても同様で、痛みが消える根拠がわからないまま通い続けるより、改善する仕組みを理解できたほうが、その後の対応もより望ましいものとなります。何より、日常生活における注意点や改善方法もわかるようになるのです

ここでは、EBMをはじめるための「5つのステップ」が示されています。具体的には、次のとおりです。

ステップ1．疑問を明らかにする
ステップ2．根拠を探す
ステップ3．根拠を吟味する
ステップ4．実際に適用する
ステップ5．適用した結果を評価する

ちなみに、意思決定に関する要因としては、「根拠」「価値観」「資源」という3点が挙げられています。これらの視点をもっておくと、よりよい情報の精査ができるようになる

かもしれません。ぜひ、参考にしてみてください。

根拠：どのようなデータや背景に基づいているのか？
価値観：自分はどのような解決方法や考え方を大事にしているか？
資源：利用できる費用・時間・労力は？

（出典：「『統合医療』に係る情報発信等推進事業」厚生労働省）

根拠がわかればダマされない！

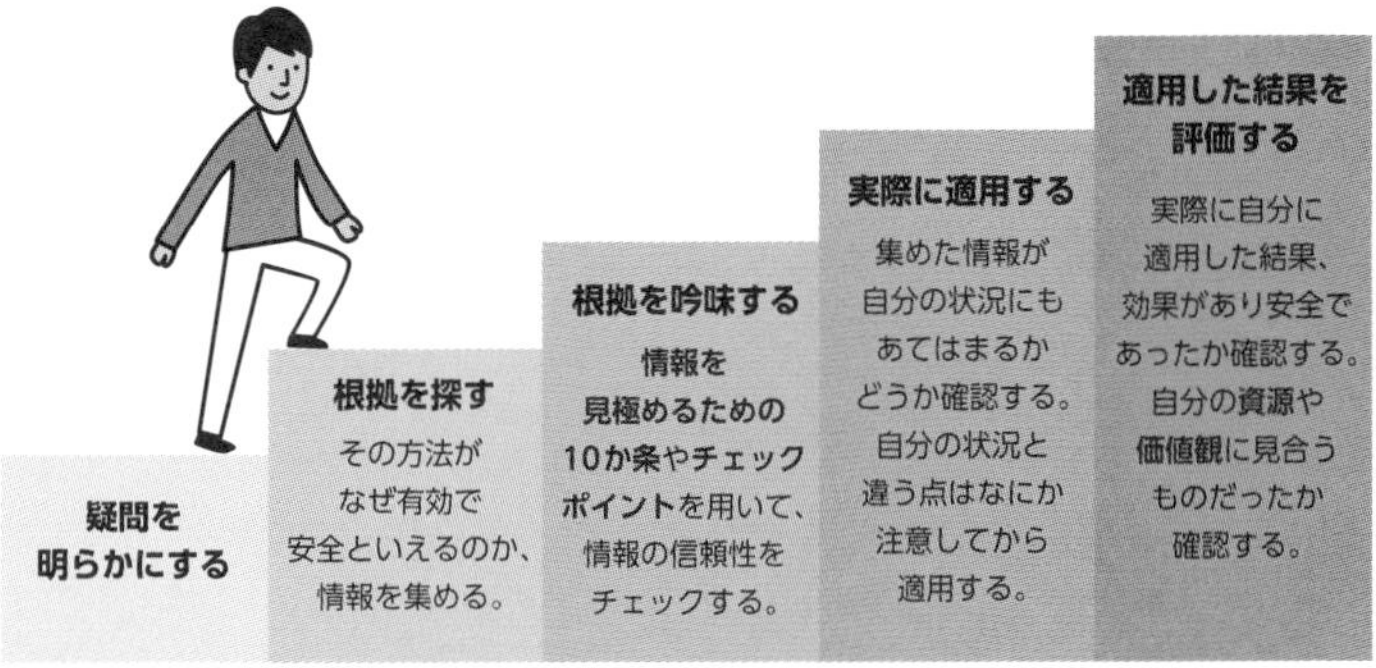

図 3-4 EBM をはじめるための 5 つのステップ（厚生労働省 HP 参照）

第4章

行ってはいけない治療院、つき合ってはいけない先生

行ってはいけない治療院とは

第4章では、「行ってはいけない治療院」「つき合ってはいけない先生」について掘り下げていきましょう。避けるべき治療院や先生を見極めることができれば、おのずと、自分に合ったよい治療院を見つけやすくなります。最初に、柔道整復師、鍼灸師、あん摩マッサージ指圧師による「医療類似行為」の取り扱いについて確認しましょう。医療類似行為とは、医療行為に似ているものの、実際には医療とは異なる施術を指しています。厚生労働省は、「医業類似行為に対する取扱いについて」という資料において、次のような周知・指導を呼びかけています。参考までにチェックしておきましょう。

1 医業類似行為に対する取扱いについて

（1）あん摩マッサージ指圧、はり、きゅう及び柔道整復について

医業類似行為のうち、あん摩マッサージ指圧、はり、きゅう及び柔道整復については、

あん摩マッサージ指圧師、はり師、きゅう師等に関する法律（昭和二十二年法律第二百十七号）第十二条及び柔道整復師法（昭和四十五年法律第十九号）第十五条により、それぞれあん摩マッサージ指圧師、はり師、きゅう師及び柔道整復師の免許を有する者でなければこれを行ってはならないものであるので、無免許で業としてこれらの行為を行ったものは、それぞれあん摩マッサージ指圧師、はり師、きゅう師等に関する法律第十三条の五及び柔道整復師法第二十六条により処罰の対象になるものであること。

（２）　あん摩マッサージ指圧、はり、きゅう及び柔道整復以外の医業類似行為について

あん摩マッサージ指圧、はり、きゅう及び柔道整復以外の医業類似行為については、あん摩マッサージ指圧師、はり師、きゅう師等に関する法律第十二条の二により同法公布の際引き続き三か月以上医業類似行為を業としていた者で、届出をした者でなければこれを行ってはならないものであること。したがって、これらの届出をしていない者については、昭和三十五年三月三十日付け医発第二四七号の一厚生省医務局長通知で示したとおり、当該医業類似行為の施術が医学的観点から人体に危害を及ぼすおそれがあれば禁止処罰の対象となるものであること。

2　いわゆるカイロプラクティック療法に対する取扱いについて

近時、カイロプラクティックと称して多様な療法を行う者が増加してきているが、カイロプラクティック療法については、従来よりその有効性や危険性が明らかでなかったため、当省に「脊椎《せきつい》原性疾患の施術に関する医学的研究」のための研究会を設けて検討を行ってきたところである。今般、同研究会より別添のとおり報告書がとりまとめられたが、同報告においては、カイロプラクティック療法の医学的効果についての科学的評価は未だ定まっておらず、今後とも検討が必要であるとの認識を示す一方で、同療法による事故を未然に防止するために必要な事項を指摘している。

こうした報告内容を踏まえ、今後のカイロプラクティック療法に対する取扱いについては、以下のとおりとする。

（1）　禁忌《きんき》対象疾患の認識

カイロプラクティック療法の対象とすることが適当でない疾患としては、一般には腫瘍性、出血性、感染性疾患、リュウマチ、筋萎縮性《きんいしゅくせい》疾患、心疾患等とされているが、このほか徒手調整の手技によって症状を悪化しうる頻度の高い疾患、例えば、椎間板ヘルニア、後縦靭帯骨化症《こうじゅうじんたいこつかしょう》、変形性脊椎症、脊柱管狭窄症《せきちゅうかんきょうさくしょう》、骨粗しょう症、環軸椎亜脱臼《かんじくついあだっきゅう》、不安定脊椎、側彎症《そくわんしょう》、二分脊椎症、脊椎すべり症などと明確な診断がなされているものについては、カイロプラクティック療法の対象とすることは適当ではないこと。

（2）一部の危険な手技の禁止
カイロプラクティック療法の手技には様々なものがあり、中には危険な手技が含まれているが、とりわけ頚椎に対する急激な回転伸展操作を加えるスラスト法は、患者の身体に損傷を加える危険が大きいため、こうした危険の高い行為は禁止する必要があること。

（3）適切な医療受療の遅延防止
長期間あるいは頻回のカイロプラクティック療法による施術によっても症状が増悪する場合はもとより、腰痛等の症状が軽減、消失しない場合には、滞在的に器質的疾患を有している可能性があるので、施術を中止して速やかに医療機関において精査を受けること。

（4） 誇大広告の規制

カイロプラクティック療法に関して行われている誇大広告、とりわけがんの治癒等医学的有効性をうたった広告については、あん摩マッサージ指圧師、はり師、きゅう師等に関する法律第十二条の二第二項において準用する第七条第一項又は医療法（昭和二十三年法律第二百五号）第六十九条第一項に基づく規制の対象となるものであること。

（出典：「医業類似行為に対する取扱いについて」厚生労働省）

確認しておきたい5つのチェック項目

次に、「行ってはいけない治療院」「つき合ってはいけない先生」の確認方法として、5つのチェックポイントを紹介しましょう。治療院や先生を選ぶ際には、つい感覚的に判断してしまうものですが、ベースとなる基本事項があるのです。こちらもしっかり押さえておくことをオススメします。

①院のルールに禁止事項が多い

まず、施術内容のルールや禁止事項がやたらと多いところは要注意です。対応はもちろん、施術自体が柔軟性に欠ける場合があります。あるいは、自分たちがやりやすいようにルールを設定しているところもあるかもしれません。

本来、施術というのは、患者さん主体で行われるべきものです。しかし、治療院としてのルールを設定しているということは、その前提よりも先立つ優先事項を決めていることとなります。特別な理由もなく、ルールや禁止事項が多いところは避けましょう。

②「夜7時以降の受けつけ一切お断り」のような貼り紙がしてある

また、「夜7時以降の受けつけ一切お断り」など、対応に丁寧さが欠ける治療院はどうかと思います。とくに、わざわざそのような貼り紙がしてあるところは、よほど時間にきびしいか、あるいは施術に対して情熱がないのかもしれません。

治療院の施術は技術の提供が基本となりますが、同時に、サービスも提供しなければなりません。患者さんのことを考えれば、多少の融通が利くという点も考慮に入れるべきです。

ルールの内容にもよりますが、あまりに高圧的なところは考えものでしょう。

③職人気質が強すぎる

先生の中には、腕がいいものの、患者さんへの対応がうまくできない人もいます。優良治療院グループに加盟していると、そのあたりの指導も受けられるのですが、個人院であればそうもいきません。

いわゆる職人気質の先生も多いのです。

もちろん、腕がいいことはプラス要因なのですが、最低限のサービス精神がない先生は、避けておいたほうが無難です。なんらかの不具合が生じたとき、丁寧に対応してくれない可能性があるためです。「接客業」としての意識があるかどうかも、チェックしておきましょう。

④考え方がかたよっている

もともと病院と治療院は、微妙な関係性があります。患者さんの取り合いになるケースも多く、先生によっては極度に〝病院ぎらい〟な人もいるでしょう。ただ、あまりに西洋医学アレルギーが強く、視野がせまい先生は問題です。

やはり、西洋医学も認めつつ、治療院ができる役割を担ってくれる先生がベストです。何かあったとき、割りを食うのはいつも患者さんなのですから、バランス感覚をもっている先生を選ぶようにしましょう。

⑤人柄がよく感じられない

自分に合った治療院を見つける際もそうですが、避けるべき先生を見極めるのにも「人柄」は重要です。中にはコミュニケーションが苦手な人もいますが、口数が少なくても、よい先生はたくさんいます。やはり、その先生の人柄を見ることが大事です。

人柄の感じ方は人によっても異なりますし、いわゆる「馬が合う」かどうかは患者さん次第です。むずかしく考えずに、先生や治療院の雰囲気、対応、話し方や聞き方など、自分に合っているかどうかを精査してみましょう。

こんな悪徳治療院にご用心!

治療院を探すとき、絶対に避けたいのが「悪徳治療院」です。残念ながら世の中には、患者さんに不利益を与えるような悪徳治療院が存在しています。よりよい治療院に出会うためにも、そのような悪徳治療院は避けるようにしてください。

悪徳治療院を回避するためのポイントには、以下のようなものが挙げられます。

①初来院から回数券を押し売りし、買うまで帰さない

悪徳治療院かどうかを見極めるうえで最もわかりやすいのは、「回数券」の対応です。

たとえば、はじめて来院した段階から回数券を押し売りしようとするところは、ほぼ間違いなく悪徳治療院です。ましてや、買うまで帰さないなどの対応は最悪です。

どの治療院に行くか、あるいは通うかどうかについて、決定権をもっているのはつねに患者さんです。患者さんの選択肢を少しでも制限しようとする行為は看過《かんか》できません。ですので、そのような対応にはハッキリと「ノー」を突きつけましょう。

回数券はあくまでも、患者さんが自ら選んで購入するものです。それも、「ここなら通いたい」「通ってもいい」という思いがあってこそのものでしょう。回数券を執拗に勧めるような治療院は、悪徳と言っていいのではないでしょうか。

②回数券の返金に一切応じない

また、回数券に関することで言えば、よくあるのは「無理な期限をつける」ケースです。わずか3か月の期限つきで20回の回数券を売られ、しかも余った分を返金してくれないとなると、病気や移転など、さまざまな理由で通えなくなった場合、その分を損してしまうことになります。20回に満たないうちに治癒するケースだってあるのです。

患者さんには通院するしないを選ぶ権利があります。回数券で拘束して無理やり通わせ、その権利を奪う治療院は、地域の健康を担う存在とは到底言えません。

③月会費制で安くなるとして先払いをさせる

回数券とは異なりますが、「月会費制で安くなる」「先払いすればお得になる」などの文言にも注意したいところです。最近よく聞く「サブスクリプション」も、患者さんのためではなく、院側の都合で提供されているとしたら問題でしょう。

そのような治療院ほど、ひとたび入会しようものなら、あの手この手でなかなか契約解除してくれないものです。患者さんとしては、院を変えようとしても変えにくくなってしまいます。はっきりと断るか、断れない場合は消費生活センターに相談しましょう。もちろん、途中で治ったら、そっくりお金が損してしまうようなシステムにも要注意です。

・全国の消費生活センター

http://www.kokusen.go.jp/map/

④焼き畑商法の治療院グループ

治療院の世界が玉石混交であるように、グループ院の中にも優良なところとそうでないところがあります。

とくに、回数券や月会費を押し売りするところは、あらかじめノルマが設定されているかもしれないので注意しましょう。

中には「焼き畑商法」のグループもあります。

この名称は、土地を肥料などで育てず、焼いて畑にしては、収穫後によその土地に移るという農法に由来します。

つまりは、営業力によって加盟院を急拡大させたものの、無理な営業をさせて評判が落ち、また別の地域で同じことをくり返すような団体のことを指すのです。こうした院には行かないよう、口コミ等もチェックしておきましょう。

確認しておきたい注意事項について

ここからは、本章の冒頭で紹介した「医療類似行為」に関連した注意事項について見ていきましょう。

治療院での施術は、人のからだに触れる行為ということもあり、慎重な対応が求められます。それは患者さんも同様で、トラブルに巻き込まれないよう、あらかじめ注意事項を確認しておく必要があるのです。

とくにここでは、消費者庁および厚生労働省が提供している資料をベースに、過去、どのような注意喚起がなされてきたのかを見ていきましょう。

チェックしておきたい注意事項①「法的な資格制度がない医業類似行為」

まずは、消費者庁が発表している資料「法的な資格制度がない医業類似行為の手技による施術は慎重に」についてです。冒頭には次のような記載があります。

消費者庁には、「整体」、「カイロプラクティック」、「リラクゼーションマッサージ」などの法的な資格制度がない医業類似行為の手技による施術で発生した事故の情報が、1483件寄せられています（平成21年9月1日から平成29年3月末までの登録分）。そのうち、治療期間が1か月以上となる神経・脊髄の損傷等の事故が240件と全体の約16％を占めています。これらの施術を受ける際は、以下の点に気を付けましょう。

1. 疾病がある方は施術を受ける前に医師に相談しましょう。
2. 情報を見極めて、施術や施術者を慎重に選びましょう。
3. 施術を受ける際は、施術者に自分の体調や希望をしっかりと伝えましょう。
4. 施術を受けた後で異常を感じた場合は、すぐに施術を受けた施設や運営者に伝え、なるべく早く医師に相談しましょう。
5. トラブルの解決が困難な場合は、お近くの消費生活センター等に相談しましょう。

（出典：「法的な資格制度がない医業類似行為の手技による施術は慎重に」消費者庁）

教えて！　施術中のトラブル！

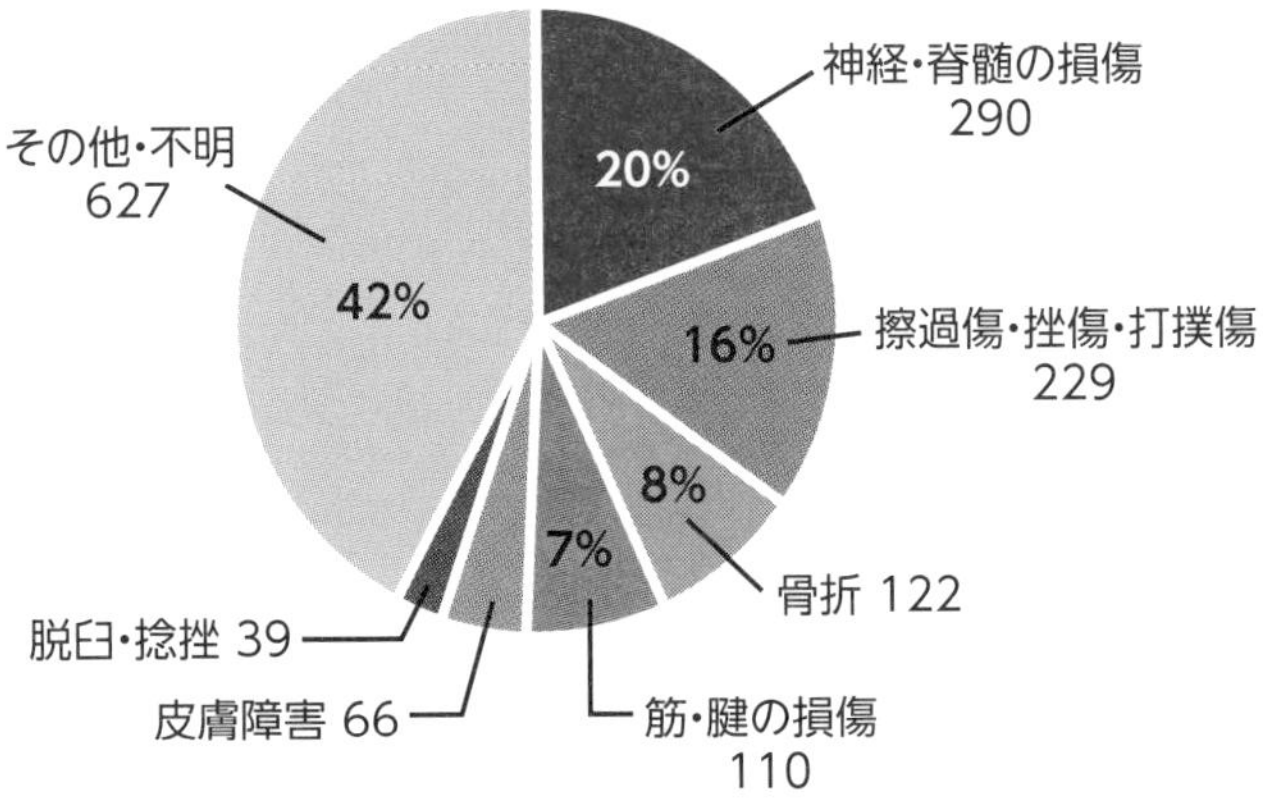

図 4-1　医療類似行為によるトラブルの症状内訳<n=1,483>（消費者庁 HP 参照）

そもそも、手技による施術には、「法的な資格制度がある施術」として柔道整復師、鍼灸師、あん摩マッサージ指圧師があります。その他、整体やカイロプラクティック、リラクゼーション、マッサージなどは「法的な資格がない施術」となります。

このうち、とくに注意が必要なのは「法的な資格がない施術」なのですが、前記資料にもあるように、年々、多くの事故が発生しています。しかも、重症となる事故が全体の16％（240件）と、決してあなどれない数字であるとわかります。

中でも整体、リラクゼーション、マッサージ、カイロプラクティックの事故件数は多く、症状としては「神経・脊髄の損傷」「擦過《さっか》

年齢別チェック！　あなたはだいじょうぶ？

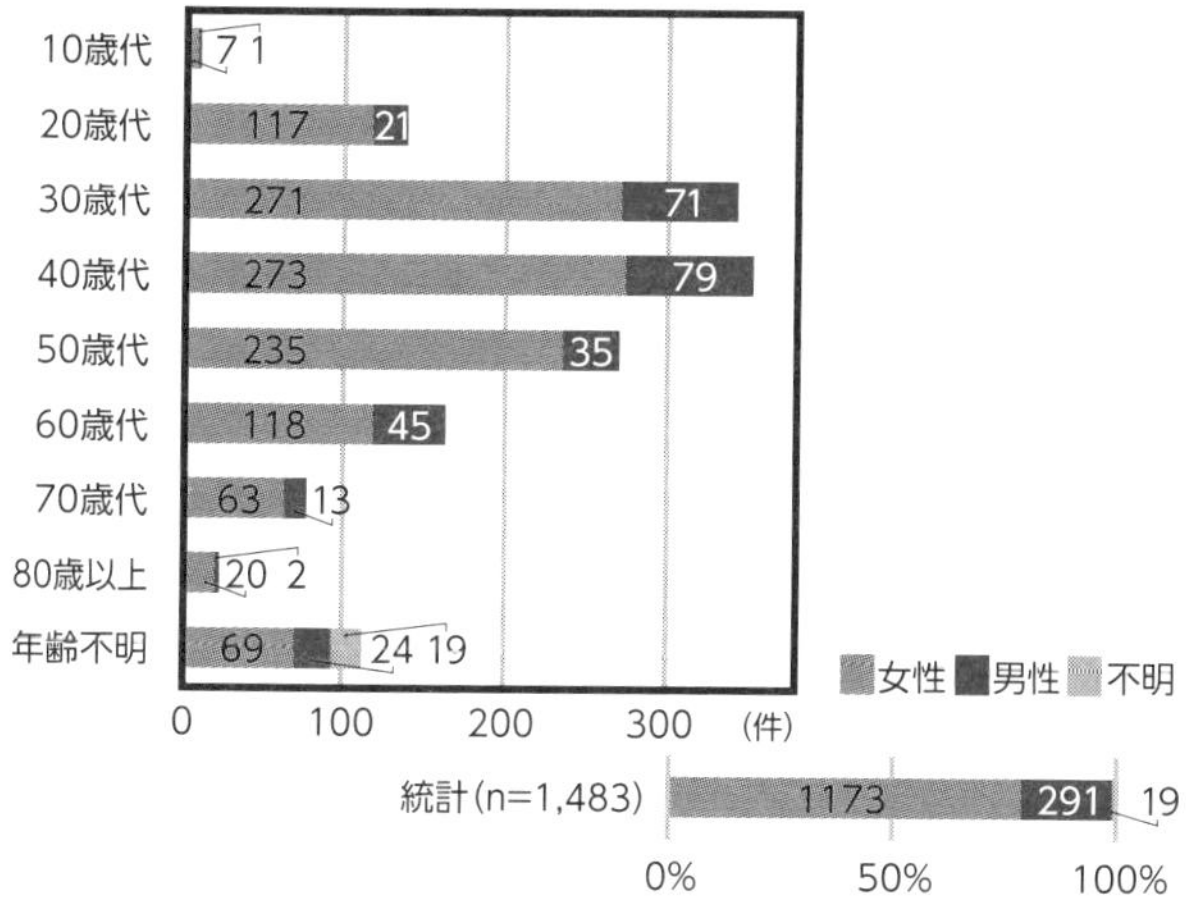

図 4-2　医療類似行為によるトラブルの年齢別件数<n=1,483>（消費者庁 HP 参照）

傷《しょう》・挫傷・打撲傷」「骨折」などが挙げられています。年齢は30～50歳代が多く、女性が8割を占めています。

このような事態を受けて、資格制度がない施術を受ける際には、以下の点に気をつけるよう注意喚起が行われています。「施術前」「施術中」「施術後」それぞれのシーンで、適切な対応がとれるようにしておきましょう。

●施術前

1．疾病がある方は施術を受ける前に医師に相談しましょう。

・疾病（例えば：心疾患、けい椎脊索狭さく症、骨粗しょう症など）がある方は、症状によっては、施術によって症状がひどくなってしまう場合もあります。施術を受ける前に医師に相談しましょう。
2. 情報を見極めて施術や施術者を慎重に選びましょう。
・施術には有資格のあん摩マッサージ指圧及び柔道整復（注：鍼灸も含む）もあり、あん摩マッサージ指圧の国家資格を持っている人は、資格証などで確認できます。
・法的な資格制度がない手技を含むいわゆる「統合医療」は多種多様であり、玉石混交とされています。施術を受ける前によく情報を見て判断しましょう。

●施術中

3. 施術を受ける際は、施術者に自分の体調や希望をしっかりと伝えましょう。
・今までの既往症や現在の体調について、また、どのような施術を受けたいのかなどを、施術者にしっかりと伝えましょう。継続して施術を受ける場合は、現在の体調等とともに、前回の感想などを伝えることも大切です。
・施術中に不安な事があれば、その場で確認しましょう。また、痛みや違和感、不快感などをおぼえた場合は、すぐに施術者に伝えましょう。

●施術後

4．施術を受けた後で異常を感じた場合は、すぐに施術を受けた施設や運営者に伝え、なるべく早く医師に相談しましょう。

・異常を感じた際、「好転反応」などと言われてそのままにしたり、継続して施術を受けたりすると、症状が悪化する場合があります。施術を一旦中止し、医師に相談しましょう。

（出典：「法的な資格制度がない医業類似行為の手技による施術は慎重に」消費者庁）

チェックしておきたい注意事項②「健康被害発生後も継続利用を勧められる美容・健康商品等」

治療院の中には、「健康」や「美容」関連の機器を利用していたり、商品を販売したりしているところもあります。

そのようなケースをふまえ、健康被害等が発生した場合の対応についての注意喚起をチェックしておきましょう。

消費者庁の資料「健康被害発生後も継続利用を勧められる美容・健康商品等」の冒頭には、次のような記載があります。

健康食品、化粧品、健康器具、美容エステ等の、美容・健康等に関する機能性をうたった商品・サービス等（以下「美容・健康商品等」とする）を利用した際に、場合によって、湿疹《しっしん》・かゆみといった皮膚障害、下痢・胃痛のような消化器障害、だるさや頭痛等の健康被害が発生することがあります。

こうした症状が体に現れた際に、美容・健康商品等の利用を継続すると症状が大幅に悪化するおそれがあります。

一方で、美容・健康商品等の販売・役務提供を行う事業者等が、「症状が発生するのは好転反応」、「今は毒素が抜けているところ」等と説明して、症状発生後も継続利用を勧めているケースがあります。

このような健康被害とその対処に関する相談が事故情報データバンクに３３９件寄せられており、そのうち消費者が実際に利用を継続して症状が持続・悪化したという消費者事故等の情報が、１００件を占めます。

今後も、同種又は類似の消費者事故等が発生するおそれがあるため、消費者安全法第

38条第1項の規定に基づき、消費者に注意喚起します。美容・健康商品等の利用後に、健康被害が発生した際には、商品・サービス等の利用を一旦中止し、医師に相談しましょう。たとえ事業者等から、「その症状は好転反応」、「毒素が抜けているところ」等と継続利用を勧められても、安易に従うのは危険です。

（出典：「健康被害発生後も継続利用を勧められる美容・健康商品等」消費者庁）

とくに気になるのは、美容・健康商品等の「継続利用」についてです。健康被害が発生しているのにもかかわらず継続利用を勧められた結果、症状が持続したり悪化したりするケースも多いです。たとえば、以下のようなセリフや対応には注意が必要です。

・「症状が発生するのは、好転反応（回復に向かう過程の一時的現象）なので、ガマンしてください。乗り越えればよくなります」
・「いま悪いものが出ているので、そのまま飲み続けるように」
・「それは毒が出ている証拠です」

好転反応は実際に起きますが、悪用されるケースもあります。健康被害の事例と継続に関する内訳を見てみると、とくに「化粧品（医薬部外品を含む）」「健康食品」「健康器具（マッサージ器、美顔器、布団等）」での継続例には注意が必要です。これらには、とくに注意しましょう。

このような現状を踏まえ、消費者庁は次のような対応を呼びかけています。完全に予防するのはむずかしいのですが、万が一、治療院で摂取・購入した美容品や健康食品などでトラブルが生じた際には、参考にしておきましょう。

（1）新しく美容・健康商品等を利用する際は体調変化に注意し、健康被害が発生した場合は利用を一旦中止して、医師に相談しましょう。

新しく美容・健康商品等を利用した際に不快な症状が発生した場合、当該商品やサービスによる健康被害を疑いましょう。また、原因不明の症状が出た場合は、それら美容・健康商品等の利用を一旦中止して医師に相談しましょう。

（2）健康被害が出ている際は事業者等の「好転反応」、「毒素が出ている」等の説明をうのみにしない。

これらの説明を事業者等が行う場合は、利用を継続させるためのセールストークである場合もあります。症状が出ている際は事業者等の説明をうのみにしてはいけません。美容・健康商品等と関連のない身近な人、消費者センターや医師に早めに相談しましょう。

（出典：「健康被害発生後も継続利用を勧められる美容・健康商品等」消費者庁）

チェックしておきたい注意事項③「あん摩マッサージ指圧師、はり師及びきゅう師と無資格者との判別」

最後は、「柔道整復師、あん摩マッサージ指圧師、はり師及びきゅう師と無資格者との判別」についてです。すでに紹介しているように、治療院の先生は国家資格者と非国家資格者に分けられます。

ただ、それらの判別は必ずしも容易ではありません。

あらためて確認しておくと、治療院の中で有資格者（国家資格）に該当するのは、「柔道整復師」「鍼灸師」「あん摩マッサージ指圧師」の3つです。このうち整骨院を開院できるのは柔道整復師だけになります。

同様に、鍼灸やマッサージを業として行うには、それぞれ鍼灸師とあん摩マッサージ指圧師の資格が必要となります。つまり、これらの資格を取得していないのにもかかわらず業として行っていたら、違法行為となります。

国家資格者かどうかを見極める方法としては、「資格情報の掲示」がひとつのポイントになるようです。厚生労働省のリーフレットには、次のような記述があります。

厚生労働省では、国家資格を持っているか見分けることができるよう都道府県を通じて施術所に対し資格情報の掲示などをお願いしています。平成28年4月からは、国家資格を保有していることを示すため、厚生労働省が（公財）東洋療法研修試験財団に依頼して「厚生労働大臣免許保有証」を発行しています。

また、施術者が国家資格をもっているかどうかの確認ポイントとしては、「施術所の外で確認できるもの」と「施術所の中で確認できるもの」に分け、以下のような点が挙げられています。参考にしておきましょう。

・施術所の外で確認できるもの
（1）施術所の看板等に国家資格を有する者であることの記載がある
・施術所の中で確認できるもの
（2）施術所内に①保健所に届け出た施術所であることの記載、②免許証又は免許証の内容（資格、氏名、施術者登録番号（又は免許登録番号）を記載した書面の掲示がある
（3）施術者がネームプレート（厚生労働大臣免許保有証）を着用している
（※（2）につきましては、各地域で様式が異なることがあります）

（出典：「あん摩マッサージ指圧・はり・きゅうを受ける皆様へ」厚生労働省）

ちなみに、リーフレットにも書かれていますが、国家資格の保有者ではなければ健康保険（療養費）の対象にはなりません。また国家資格の保有者がいたとしても、施術した人が資格保有者でない場合も同様に保険の対象とはなりません。注意しましょう。

第5章

健康でなければ、真の長寿とはいえない

第5章では、長寿社会へと向かう日本人の現状をふまえ、元気で健康的な暮らしを実現する方法について考えていきましょう。とくに私は、治療院を上手に活用することでからだを定期的にメンテナンスすれば、健康的な人生が歩めるのではないかと考えています。

そのための要点として、以下、8つのポイントを紹介していきます。

その1　自費施術のススメ

第1章で、治療院の施術でも保険が適用できるものと、そうでないものがあることを紹介しました。簡単におさらいすると、国家資格を有している柔道整復師の施術は、急性の対応にのみ適用されるということでした。

ここで少し補足しておくと、柔道整復師における療養費の支給対象に関して、これまでその定義は「急性又は亜急性の外傷性の骨折、脱臼、打撲及び捻挫」というものでした。このうち〝亜急性〟という言葉の取り扱いについて、見直されることになったのです。

亜急性とは、からだの組織の損傷の状態が、急性のものに準ずることを示します。ただ、言葉の定義として曖昧《あいまい》な部分も含まれているとの指摘がなされ、議論の結果、療養費の支給対象から「亜急性の外傷」が削除されています。

新しい定義は、厚生労働省が「外傷性が明らかな骨折、脱臼、打撲および捻挫であり、内科的原因による疾患は含まれない」「外傷性とは、関節等の可動域を超えた捻れや外力によって身体の組織が損傷を受けた状態を示すものであり、いずれの負傷も、身体の組織の損傷の状態が慢性に至っていないもの」との指針を示しています。

このような経緯からも明らかなように、柔道整復師が施術を行う整骨院（接骨院、ほねつぎ）においても、保険適用の範囲は実質的にせばめられています。そのため患者さんとしては、より保険で施術を受けることがむずかしくなっていると言えそうです。

むしろこれからは、「保険でできる施術の範囲は限定的である」という認識のもと、〝自費施術〟を中心に考えるべきではないでしょうか。自らの体調や症状に応じて、相応の費用を支出するという意識のもと、治療院に行くことが求められます。

最近では「QOL（Quality Of Life）」という言葉も一般化しつつあるように、「人生の質」

や「生活の質」を向上させるための活動が重視されつつあります。その中に、定期的な治療院の施術も含めて考えるのがオススメです。

治療院の施術は、からだをケアすることであり、整えることでもあります。「整骨院」も「整体院」もそうですが、いずれも〝整える〟という字が使われているように、もともとは「きちんとした状態にする」という意味合いを含んでいます。

もちろん、その他の治療院に関しても、痛みをとるという患者さんの要望に応えるのはもちろん、からだをきちんとした状態にするためのアプローチをしています。そうすることで免疫力を高め、人に備わっている自然治癒力を向上させているのです。

現状、治療院に通いはじめるきっかけは、ケガや病気による痛みが大半です。しかし、治療院が果たすべき本来の役割を考えたとき、人間がもつ本来の自然治癒力を回復することは、あらゆる病気の予防に貢献する重要なことだと思います。

そのときに、「保険が適用されるかどうか」ということばかりを考えてしまうと、本質を見失いかねません。たとえば自費施術であったとしても、それが自分自身への投資になるのだと理解し、よりよい治療院を探してみてはいかがでしょうか。

目安としては、40歳前後からいずれかの治療院には顔を出しておきたいところです。早い段階で、末永くつき合える治療院を見つけることができれば、からだをメンテナンスしながらさまざまな病気・ケガを防げます。

からだのコリをほぐし、血流をよくしつつ、リンパも流していく。さらには、骨の状態を改善させるなどの微調整も行う。治療院は、そのような人の健康を支える場所です。やはり、保険で施術を受けるだけでは、もったいないのではないでしょうか。

もちろん優秀な先生であれば、施術に関することだけでなく、さまざまな方面から健康に向けたアドバイスを受けられます。ぜひ、そのような先生を見つけてみてください。

その2 かかりつけの治療院を見つけよう

第3章において、「一生つき合える治療院の見つけ方」を紹介しました。そこでも述べているように、治療院は〝何かあったとき〟に探しはじめるのではなく、一生つき合える〝かかりつけ〟の治療院を見つけておくことが大事だと思います。

なぜなら、からだのメンテナンスというのは、一生をかけて行うべきものだからです。

とくに現代人は、運動習慣が少なくなっていたり、パソコンやスマートフォンに触れる時間が多かったりなど、なんらかの不調を生じやすい生活習慣が基本となっています。

そのため、できるだけ早い段階からからだのメンテナンスをはじめなければ、気がついたときには、思うように動けなくなってしまうこともあり得ます。つい「自分はだいじょうぶ！」と考えてしまいがちですが、いつどのような不調が生じるかはわかりません。

だからこそ、痛みが出てから治療院を探すのではなく、できるだけ元気なうちに、一生つき合える治療院を見つけておくことを強くオススメします。保険が適用されるかどうかにこだわるのではなく、必要な投資であると考え、自費診療を検討しましょう。

事実、いざというときによい治療院を探そうとしても、むずかしいのが実情です。急性のケガであれば一刻も早く治療院に行かなければなりませんし、本書で紹介しているような項目をいちいちチェックすることができないためです。

また、実際に来院してみてからわかることも少なくありません。治療院や先生との関係性は、実際に施術を受けながら、じっくり判断していかなければなりません。そうなると、何かあってからよい治療院を見つけようとしても、うまくいかないケースが多いのです。

とくに、ケガや病気でからだが弱ってしまうと、いろいろな治療院を比較検討しようという気も起こりにくくなります。「近所の治療院でいいや」と決めてしまうのは簡単ですが、自分のからだを診てもらう以上、自分に合っているかどうかは慎重であるべきです。

保険適用という部分にだけ目を向けてしまうと、「整骨院＝急性の対応」というイメージをもってしまいがちですが、実は、「からだのメンテナンスを末永く行う」ところなのです。そこにこそ整骨院としての本質があります。他の治療院も同様です。

どうせ自費で通うのなら、自分に合ったよいところを選んだほうがいいのは当然です。だからこそ、どのようなスタイルで、どのような先生が、どのような施術を行っているのかをチェックしつつ、納得できる治療院を選ぶことが大事なのです。

せめて40歳を越えたら、最低でも月に1回は治療院に行く。それも、痛みが出てから行くのではなく、痛みが出る前に行く。そのように、からだをメンテナンスしていくことが、治療院の最も望ましい活用方法だと思います。

とくに、仕事で高いパフォーマンスを発揮し続けたい人は、かかりつけの治療院・先生のもと、メンテナンスに時間とお金をかけるべきです。自分ではなんともないと思っていても、実際に診てもらうと、いろいろな不具合が見つかるものです。

そのような不具合の芽が、大きくなる前に摘んでもらう。それこそ、理想的なメンテナンスではないでしょうか。パフォーマンスを維持するためには、パフォーマンスを上げるだけでなく、下げないようにする工夫も必要なのです。

また、からだの調子がどうなっているのかをつぶさに把握することで、自覚できることもたくさんあります。たとえば「最近、忙しかったでしょう？」「あまり睡眠をとっていないのではないですか？」など、先生から指摘されることもあります。

もちろん、カウンセリングを経て日々の生活を正すこともありますが、からだを診てもらって、あらためて知ることも多いです。治療院の先生は、からだに関するプロフェッショナルです。だからこそ、からだに触れてこそわかることがあります。

加えて、「どのような運動をすればいいのか？」「オススメのストレッチなどはあるのか？」などを教えてもらえば、自分でも対処することができます。自分での対処と先生による施術＆アドバイスが、健康維持を促進してくれます。

からだに触れることで、いろいろな不調を見極めてくれる先生は、とても貴重な存在です。そのような先生と出会うことができれば、あなたのからだはもっと健康になるはずです。ぜひ、自分の好みに合った、かかりつけの治療院を探してみてください。

その3 健康寿命を延ばすには若いうちからの定期ケアが重要

第6章でも紹介していきますが、現代の日本人にとって「いかに健康寿命を延ばすか」という課題は、誰もが共有していることと思います。日本人の平均寿命が延びていることをふまえ、すべての人に、健康的に年齢をかさねるための工夫が求められているのです。

そもそも健康寿命とは、「元気に自立して過ごせる期間」と定義されています。平成28年の簡易生命表を見てみると、平均寿命は男性80・98歳、女性87・14歳であるのに対し、健康寿命はそれぞれ72・14歳、74・79歳とされています。

つまり、平均寿命と健康寿命のあいだには、男性で8・84歳、女性で12・35歳の開きがあるのです。男女の平均値でみても10年ぐらいとなりますが、10年間を健康的に過ごすのかそうでないのかを考えると、その違いは大きいでしょう。

健康寿命への対策を「高齢になってから考えればいい」と思っている人もいるかと思います。しかし、健康寿命を延ばすには、健康な若いうちから備えをしておくことが大切です。からだの健康は、日々の積みかさねによってもたらされるからです。

腰痛やひざの痛みに悩まされる時期や年齢は、人によって異なります。60歳前後から痛みに悩まされる人もいれば、70歳を越えても元気に運動している人もいます。その違いこそ、日々の積みかさねや生活習慣によるものです。

そして、70歳や80歳を越えても元気な人というのは、若いうちからからだのメンテナンスをしているものです。健康がおびやかされそうになってから行動をはじめるのではなく、健康を維持するためにするのがメンテナンスだからです。

たとえば、腰を痛めた経験がある人はわかるかと思いますが、腰痛があるだけで日常生活に支障が出ます。椅子から立ち上がったり、ちょっと物を持ち上げたりするのも大変です。そうなってからでは、日々の暮らしに影響が出てしまいます。

あたりまえに生活できているときは気づきにくいのですが、普通に活動できていること自体、ありがたいことです。痛みがない生活を当然のことと思っていると、痛みのある生活をあきらめて受け入れがちですが、本来は、そうなる前に対処するべきなのです。

個人差はありますが、年齢をかさねると、誰しも腰痛やひざの痛みが出てくるものです。一般的に言われているような〝老い〟や〝若さ〟というのはあてになりません。やはり気づいたときに、はじめることが大事なのではないでしょうか。

健康寿命について考えたとき、私が理想とするのは「ピンピンコロリ」です。ピンピンコロリとは、大きなケガや病気をすることなく、元気なまま寿命をまっとうすることです。寝たきりで人生の後半を迎えるのと比べれば、ピンピンコロリは理想です。

ただ、ピンピンコロリできる人はそれほど多くなく、大抵は、寝たきりになってしまうか、あるいは「フレイル（フレイルティ：Frailty）」の状態になってしまうようです。フレイルとは、加齢とともに心身の活力が低下することを指します。

健康な人と介護が必要な人との中間に位置しているのが、このフレイルという状態です。高齢化が進んでいる日本において、フレイルの状態にある人をいかに健康にできるかが課題となっています。もちろん、フレイルになるのを防ぐことも大事です。

フレイルを予防するためのチェック項目としては、次のような事項が挙げられています。

●フレイル

1. 体重が減った
2. 疲れやすく何をするのも面倒だ

3. 横断歩道を黄信号の間に渡れなくなった
4. ペットボトルのふたを開けるのが大変だ
5. 趣味の集まりに出かけなくなった
6. 食欲がない
7. 普段の食事回数が1～2回だ

●オーラルフレイル（口腔《こうこう》機能）

1. 口がかわきやすい
2. 舌がもつれる、声が枯れるようになった
3. 口臭が気になる
4. 歯や入れ歯に汚れがある
5. 固いものが食べにくい
6. 笑顔になることが少ない
7. お茶や汁物でむせることがある
8. 薬が飲み込みにくくなった

9．食後に口の中に食べ物が残りやすい

（出典：「自治体におけるフレイル予防対策」厚生労働省）

このうち、若くしてオーラルフレイルを実感する人は少ないかと思いますが、通常のフレイルにあてはまる項目は、年齢とともに出てくるはずです。こうした症状を改善するためにも、定期ケアを活用するといいでしょう。

ぜひ、治療院での施術を定期的に行ってみてはいかがでしょうか。

その4　定期的なメンテナンスがもたらす効能

治療院で定期的なからだのメンテナンスをすることは、関節の可動域を広げ、ケガをしにくいからだをつくることにつながります。その結果、より健康的な日常生活がおくれるようになることに加え、スポーツを楽しんでいる方はパフォーマンスアップにもなります。

とくに、関節まわりのケアに強いのは、治療院の中でも整骨院（接骨院、ほねつぎ）です。整骨院での施術には、関節の可動域を広げたり、肩や肩甲骨を柔軟にするためのプログラムが組み込まれています。そのため、関節まわりのメンテナンスができるのです。

プロスポーツ選手の世界でも、優秀な選手ほど、関節まわりを柔軟にすることでケガに強くなったり、パフォーマンスを上げたりしています。そのため、趣味でゴルフをしている人などの場合、治療院に通うだけでもスコアが上がるかもしれません。

いずれにしても、からだの可動域を広げることは重要です。体質的に硬い人はケガをしやすく、柔らかい人はケガをしにくくなります。また年齢とともに、からだはどんどん硬くなっていくものです。からだを柔らかくするには、関節へのアプローチが必要です。

また、「血流の促進」という観点からも、治療院での施術は効果的です。筋肉や関節が凝り固まってしまい、癒着《ゆちゃく》して動きにくくなった結果、血流も悪化してしまいます。そのような血流の悪化が、肩こりや腰痛の原因となって表出するわけです。

そう考えると、関節を柔らかくし、凝り固まった筋肉をほぐしてあげれば、血流が改善していくのだとわかります。もちろん、運動習慣によって筋肉をほぐすことも大事なのですが、自分ではできないケアも活用することが大事です。

また、具体的にどのような筋肉をほぐしたり伸ばしたりすればいいのかを知ることも大事でしょう。治療院の先生であれば、そうした知識は豊富にもっています。年齢やからだの状態に応じて、適切なケアの方法を聞けるのも治療院の利点でしょう。

基本的に動物は、からだを動かすことによって健康を維持できるようにプログラムされています。人間も動物である以上、四六時中動かずにいれば、不健康になってしまうのは当然です。やはり、自然界の掟《おきて》からは逃れられません。

自然界を見てみるとわかるように、つねに動物は、獲物を追うかあるいは天敵に追いかけられています。そのため、からだが思うように動かないことは命取りになりかねません。からだが弱れば淘汰されるのが、自然界での定めなのです。

人間の場合、からだが弱ったとしても生きていくことはできます。しかし、からだがなまればなまるほど、健康的に生きていくことはむずかしくなり、精神面にも影響をおよぼすことが少なくありません。それは、人間が動物であることの証拠です。

生物として、もともと動かなければならないとプログラムされているのにもかかわらず、現代人はむしろ、動かなくてもいいような仕事が中心となっています。そのため、自ら運動を習慣化したり、からだをほぐしたりなどの配慮が不可欠なのです。

事実、健康な人であっても、1週間寝込むだけで歩けなくなります。筋肉が弱くなってしまうためです。もちろん、健常者であればすぐに回復するのですが、それだけ私たちのからだは運動と切っても切れない関係にあるのです。

とくに現代人は、日常生活でもじっとしていることが多く、動かさない部位が多いです。動かす必要がないから動かさないのですが、それにより、筋肉が弱ってしまい、ケガや歪みにつながってしまうのは問題でしょう。

ちなみにからだの歪みというのは、諸説あるのですが、関節の歪みがおもな原因となっているそうです。関節が歪むために、からだが歪むということです。そしてその前段階として、筋肉の衰えがあることを忘れてはなりません。

関節のまわりにあるのは筋肉です。その筋肉が使われなくて衰えたり、老化によって弱ったり、あるいは凝り固まったりすると、関節に影響がおよびます。それらはつながっているため、おたがいに影響し合うのです。

健康な人というのは、柔軟な筋肉が関節を保護しています。また、日々の運動やメンテナンスによって、その状態が維持されているのです。定期的なメンテナンスの重要性はそこにあります。やはり、筋肉も関節も、メンテナンスが大事なのです。

プロスポーツ選手とまではいかないまでも、定期的に、からだをメンテナンスするようにしてください。いい治療院を見つけ、最低でも月に1回通っていれば、歪みの予防につながるはずです。

その5 女性は40歳を越えたらメンテナンスが不可欠

男性もそうなのですが、とくに女性は、年齢をかさねるごとにからだの不調を感じるケースが多いです。男性よりも相対的に筋肉が少なく、骨格も負担に対する耐性が弱い傾向にあるため、足腰が弱りやすいのです。おおむね40歳を越えたら注意が必要でしょう。

40歳前後は、ホルモンバランスが崩れやすい年齢でもあります。いわゆる「更年期」は、閉経の前後5年間と定義されており、おおむね50歳前後となるのですが、早い人は40代半ばから更年期障害がみられるケースもあるようです。

とくに、50歳前後の閉経に向けて心身の変化が生じてくる30代後半~40代は「プレ更年期」と呼ばれており、ホルモンバランスの乱れによる不調が出てきやすい時期となります。できれば、その前後から意識してメンテナンスをはじめるべきです。

そもそも更年期の不調は、女性の場合、卵巣の老化と減速によって生じるものとされています。加齢によって卵巣が老化・減少し、機能が低下することによって、やがて閉経へと至ります。急減する時期がプレ更年期、消滅する時期が更年期に該当します。

そのような卵巣の変化は、女性ホルモンの分泌にも影響を与えます。卵巣の減少や機能低下によって、女性ホルモンの分泌が少なくなるのです。その結果、それまでになかった不調が生じ、いわゆる「更年期障害」に悩まされることとなります。

本来であれば、そうしたからだの変化に合わせて、あらかじめ対策をとっておくことが肝要です。ただ近年では、女性の社会進出が進んでいることもあり、自らのからだを省みることなく忙しい日々をおくっている人も多いのではないでしょうか。

そうなると、なんらかの症状が出てきたときには、深刻な段階に至っている恐れもあるでしょう。時代が変わっても、人のからだに起きる不調や不具合というのは変わりません。女性の場合、それは40歳前後なのです。

また女性は、男性と比べて筋肉が衰えやすい傾向もあります。ホルモンバランスの乱れや筋肉の衰えなどがかさなり、思わぬ事故やケガにつながる可能性もあるでしょう。そうした危険性を回避するためにも、治療院を役立てるべきです。

健康寿命ということで言えば、最も避けたいのは「寝たきり」や「要介護状態」になってしまうことです。40代や50代の人であれば、「まだ先のことだから……」と思うかもしれませんが、寝たきりになってしまうきっかけは意外と身近なところにあるのです。

たとえば、からだを動かすのに必要な機能が障害を起こしてしまうことを「ロコモティブシンドローム（運動器症候群：ロコモ）」と言います。ロコモになると、「立つ」「座る」「歩く」などの日常的な動作が困難になるため、寝たきりになる危険性が高くなります。

その原因として挙げられているのは、加齢や運動不足による筋力およびバランス能力の低下、さらには骨や関節の病気（骨粗しょう症、変形性膝関節症）などです。このうち筋力やバランス能力の低下は誰にでも起こり得ます。

たしかに、脳血管疾患（脳卒中）や認知症なども寝たきりの原因にはなるのですが、それだけではなく、筋力低下や骨折、転倒、さらには関節疾患等も原因になることを忘れてはなりません。そしてそれらを防ぐためには、日頃のケアが大事なのです。

これまで元気だった人が、骨折による転倒で寝たきりになってしまうこともあります。そして寝たきりになってしまった途端、元気を失い、急速に老化が進んでしまうこともあるのです。だからこそ、筋力の維持は重要だと言えるでしょう。

また、骨が折れやすくなるということに関しても、生活習慣が大きく影響します。栄養不足はもちろん、運動やからだのメンテナンスをしていないと、普通は折れないような活動でも折れてしまうことがあるのです。骨がスカスカになっていればなおさらです。

実は、骨がもろくなってしまってから対処しようとしても、できることは限られると言われています。いざ骨を強くしようと思ってもむずかしく、骨折を防ぐにはとにかく転ばないようにするしかない場合もあります。それでは、生活に支障が出てしまうでしょう。

そうならないよう、若いうちからケアしておくことが求められます。40代、50代、60代というように、骨を強くする習慣を継続しつつ、一定の強度を保っておくことが肝要です。それもまた、からだのメンテナンスなのです。

からだのメンテナンスをしていないと、運動すること自体がむずかしくなりかねません。ちょっとした運動でもリスクをともなうのだとしたら、消極的になるのは当然です。筋肉が少ない女性はとくに、40歳を越えたら治療院に通うことを検討しましょう。

その6 月に一度はからだを念入りにケアしておく

デスクワークが仕事の大半を占めている人はもちろん、パソコンやスマートフォンを見る時間が多い人は、骨格に歪みが生じやすい傾向があります。筋肉がつねに緊張して、ほぐされていないため、その蓄積が歪みや痛み、しびれにつながることも多いのです。

そのため、現代人の多くは〝月に一度〟のケアが必須だと思います。「デジタル疲労」という言葉もあるように、長時間におよぶデジタル機器の使用は、気づかぬうちに私たちのからだをむしばんでいるものです。だからこそ、意識してケアをすることが求められます。

NPO法人日本ブレインヘルス協会（東京・目黒）の理事長であり、杏林大学名誉教授の古賀良彦氏が中心となって行った「デジタルライフ疲労」の実態調査によると、デジタル機器が私たちの体調にもたらす影響は、決して小さくないとされています。

具体的には、「8時間以上スマホを使用している人」の7割以上が「疲れがなかなかとれない」と回答していることに加え、スマホ利用者の多くが「慢性的な疲労感」「目の疲れ」「肩こり」「睡眠障害」などの症状を自覚しているそうです。

また、表面的な不調だけでなく、「うつ症状」「イライラ」「やる気の欠如」など、人の内面にも悪影響が生じる可能性があるとされています。健康的な生活について考えたとき、このような悪影響をそのままにしておくのは危険だと言えるでしょう。

パソコンやスマートフォンの利用に限らず、からだのどこかになんらかの痛みが生じているときには、すでに炎症が起きている可能性があります。相当痛いときなどには、患部が見るからに腫《は》れているケースも多く、それが炎症を知らせているわけです。

患部が腫れているというのは、炎症を止めようとするはたらきにほかなりません。からだのどこかが歪んでいたり、無理な力が加わったりすることで炎症が生じるわけですが、それを抑えるためにからだが反応して腫れているのです。

歪んでいること自体が問題なのではありません。問題なのは、からだが歪むことによってバランスが崩れ、その結果、他の部分に余計な圧がかかっている状態です。普段以上に圧がかかると、それが負担となり、からだのどこかに不具合が生じることになります。

腰の痛みやひざの痛みは、まさにそのせいで起こります。からだが歪み、仮に左側に寄るクセがついてしまうと、左ひざの負担は大きくなります。その負担が徐々に蓄積され、痛みが出やすくなってしまうのです。そこに、からだが歪むことの問題があるわけです。

痛みを抱えている人は、「患部にアプローチして痛みをとってほしい」と考えています。しかし、たとえ痛む部分を改善させたとしても、歪みがある状態を放置しておけば、同じような痛みが再び発生してしまいます。

そのため、正しいのは〝患部〟にアプローチすることではなく、〝歪み〟そのものを治すことです。からだの歪みをもとに戻すことによって、バランスを改善できれば、結果的に痛みの原因となる負担を軽減できるためです。

そのようなからだの仕組みを理解できていない人は、痛みのある患部を治療したり、痛み止めを使用したりなど、根本的でない治療にばかり目が向いてしまいます。しかし、それらはあくまでも対症療法であり、抜本的な解決にはなりません。

しかし、崩れたバランスをもとに戻してあげれば、痛みの原因がなくなります。もとに戻し、健康な状態を維持することこそ、本来の治療なのです。治療院での施術はまさに、そのような状態を目指しています。

同じように、ひざに水が溜まってしまったとき、外科手術をして水を抜けば、治療にはなるのですが、もともとの原因まで改善されるとは限りません。だからこそ、歪みやバランスの崩れが生じていないかをチェックし、対処することが大切です。

加えて、患者さん自身が痛みのもととなる原因について理解することも大事でしょう。歪んでいることが悪いと思えなければ、いつまで経っても生活習慣は改善されません。痛みが出てから対処するのではなく、歪みの兆しを取りのぞくようにしましょう。

自分だけで把握できない歪みやバランスの崩れに関しては、ぜひ治療院で診てもらってください。定期的に通っていれば、どのような変化が生じているかがわかります。それがまた、ひとつの健康的な習慣と言えるでしょう。

少なくとも、月に一度は治療院に行く。そのような習慣が、あなたの健康を強力にサポートします。

その7　からだの定期メンテナンスで健康と美しさを維持しよう

治療院で施術を受け、定期的に骨格を整えることは、内臓の働きをよくすることにもつながります。内臓の働きがよくなれば、からだの内側から健康になります。肌のハリやツヤも改善するなど、健康だけでなく美容にも効果があるのです。

現代人の中には、ダイエットなどの見た目をよくする活動に高額な費用を支出している人は多いものの、健康そのものへの意識はそれほど高くありません。しかし、健康的な人ほど外見も美しくなるのは事実であり、その点を再認識する必要がありそうです。

そこで、〝健康・予防元年〟とされていた「平成26年版厚生労働白書」を紐解いてみましょう。そこには、現代人の健康に対する意識とその傾向が示されています。前提として、「健康とは何か？」というところから確認してみます。

WHO（世界保健機関）では、健康を「肉体的、精神的及び社会的に、完全に良好な状態にあること」と定義しています。つまり、肉体も精神も良好な状態にあり、社会的な活動を営むのになんら不自由がないということでしょうか。

一方で、「健康観を判断するに当たって重視した事項」では、「病気がないこと」「おいしく飲食できること」「からだが丈夫なこと」などが上位にランクインしています。病気にならず、からだが丈夫で、おいしく飲食できていることが健康という認識です。

ちなみに、健康と幸福を関連づけて考えている人は非常に多く、全体の5割以上の人が

あなたは自分のからだのナニが心配?

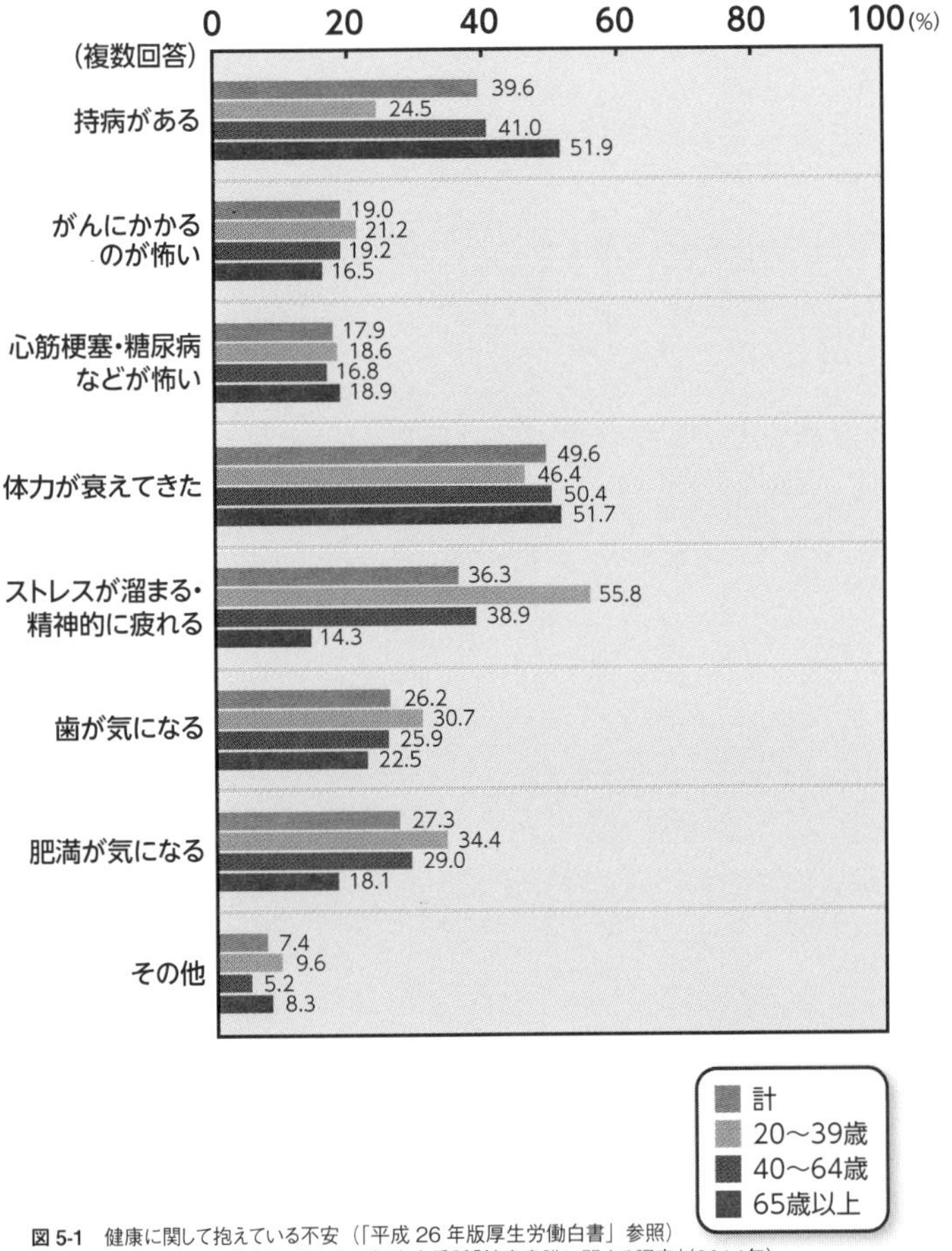

図 5-1　健康に関して抱えている不安（「平成 26 年版厚生労働白書」参照）
資料：厚生労働省政策統括官付政策評価官室委託「健康意識に関する調査」(2014年)
(注)「健康に関してなんらかの不安がある」と回答した人に対する質問

幸福感を判断する指標に「健康状況」を挙げています。とくに65歳以上の人は7割以上です。要するに、年齢をかさねるほど「健康＝幸福」という意識が強まるということです。

次に、「健康に関する不安」についてです。健康に関してなんらかの不安を持っているかどうかについて、全体の61・6％が「ある」と回答しています。不安の内容を見てみると、「持病がある」「体力が落ちてきた」などを挙げている人が多いようです。

さらに、「健康にとって最もリスクになること」としては、2004年と2014年のいずれも、他の回答を大きく引き離して「生活習慣病を引き起こす生活習慣」が最も多くなっています（図5－2）。やはり、生活習慣に対する問題意識が強いようです。

では、健康のためにしている行動はどうなのでしょうか。「健康のために出費してもよいと考える額」と「実際に出費した額」に関しては、いずれも1か月あたり「1000円以上5000円未満」が最多となりました。

また、「1万円以上」と回答した人も全体としては1割ほどおり、健康のために使う金額は決して少なくなさそうです。世代によって差はあるものの、やはり年齢が高くなるほ

あなたにとって最も怖い健康リスクはナニ?

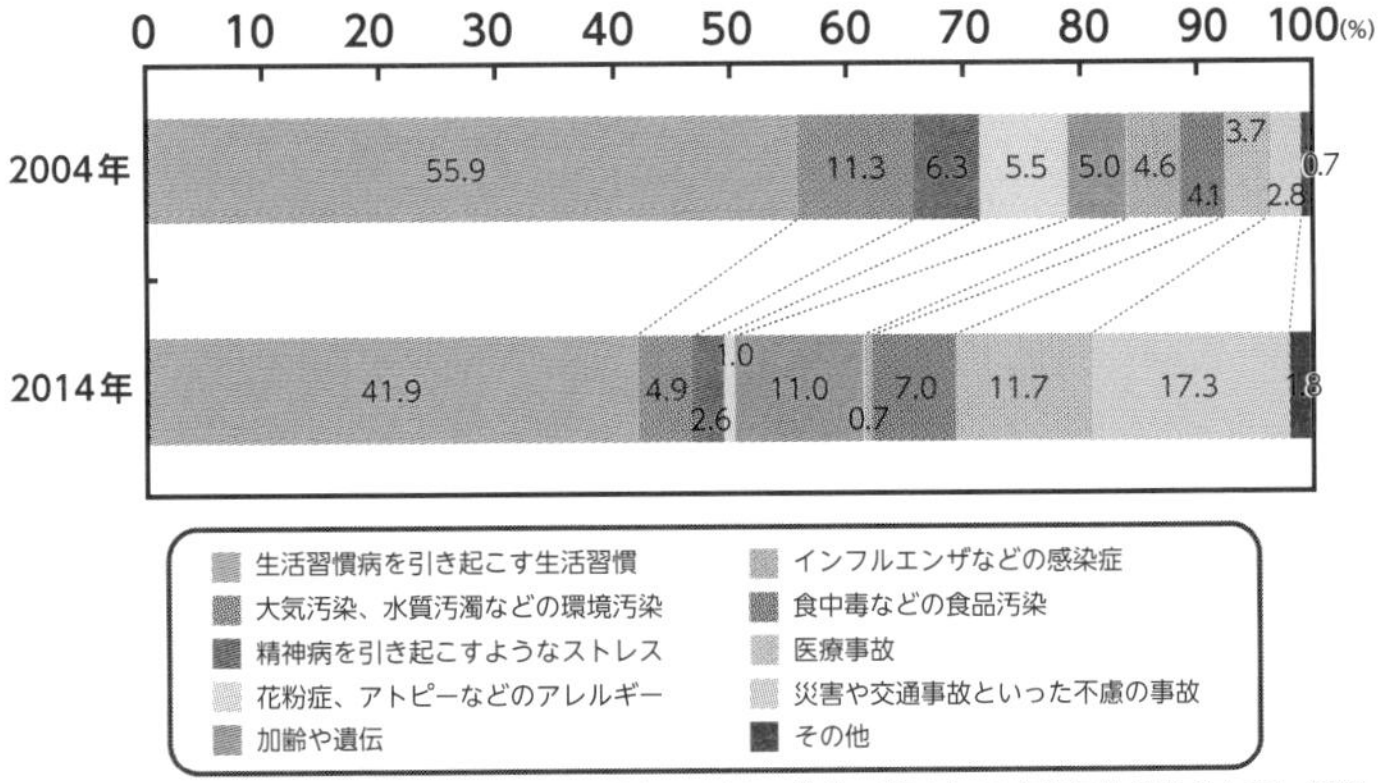

図 5-2 健康にとって最もリスクになること<過去の調査との比較>(「平成 26 年版厚生労働省白書」参照)
資料:厚生労働省政策統括官付政策評価官室委託「健康意識に関する調査」(2014年)
「生活と健康リスクに関する意識調査」

ど健康に関する出費が多くなる傾向がありました。

一方で、健康に気をつけている人に、そのきっかけについて質問したところ「以前からやっていてとくにきっかけはない」とした人が2割以上いた反面、「自分が病気をした」「家族・友人が病気をした」を合わせると4割超になるなど、消極的な理由も目立ちます。

以上のように、日本人の健康に対する意識は未だ発達途上にあると言えそうです。しかし、高齢化社会の進展とともに、健康意識が高まっているのは事実でしょう。投資をするなら、治療院に通うという選択肢も加えるべきだと思います。

人はどんなとき、健康にめざめるの？

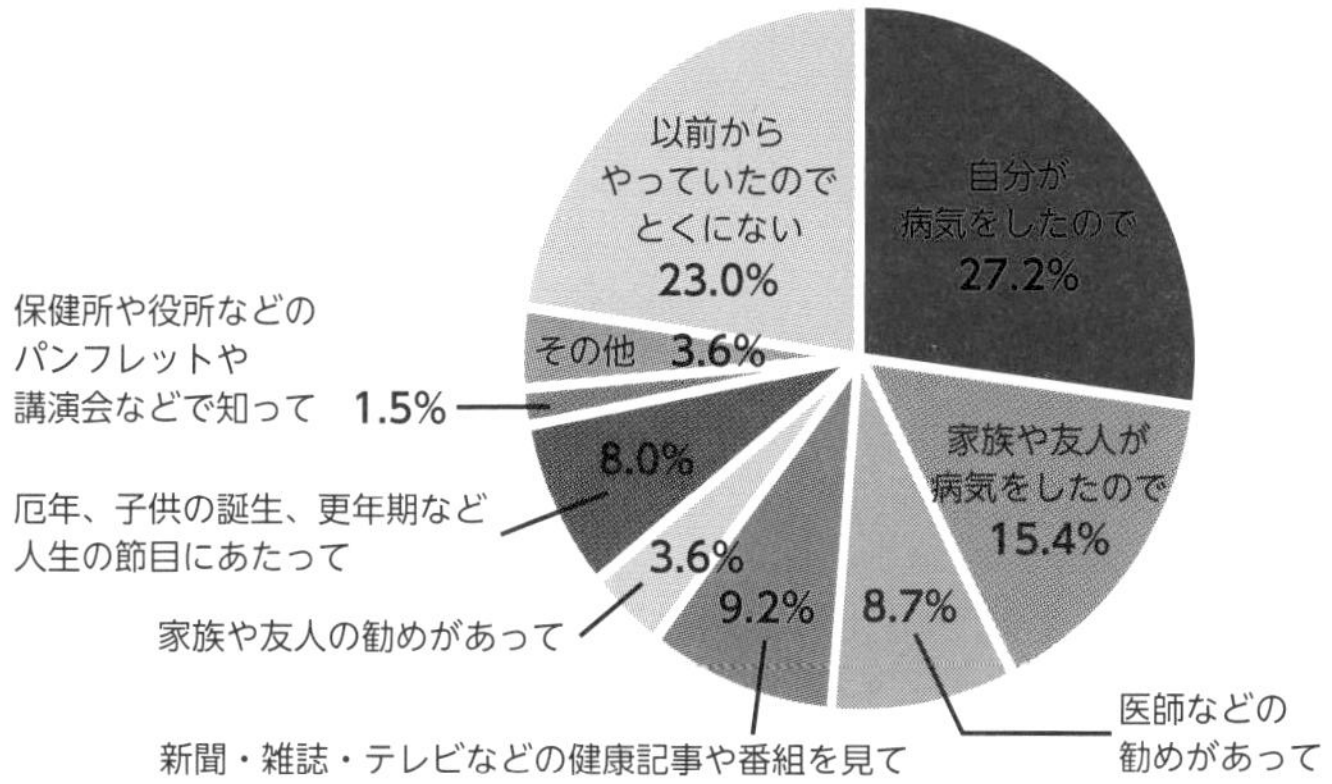

図 5-3 健康に気をつけるようになったきっかけ（「平成 26 年版厚生労働白書」参照）
資料：厚生労働省政策統括官付政策評価官室委託「健康意識に関する調査」（2014 年）

社会で活躍している人ほど、健康意識が高く、また健康に関する自己投資を行っているものです。お金を何に使うのかはその人の価値観によりますが、何をするのにもからだが不調では楽しめないように、健康はすべての土台となります。

だからこそ、きちんとお金をかけてメンテナンスする。そのような意識が、日本人にももっと広がっていけば、社会全体としてもプラスになるでしょう。からだが健康であれば、仕事もプライベートも存分に楽しむことができるからです。

目下、健康にも美容にも悪影響をおよぼしているのは「睡眠不足」です。日本人は、世界と比較しても極端に睡眠時間が短く、それが健康を悪化させています。睡眠市場が拡大している背景には、そのような事情があるわけです。

睡眠市場が拡大しているように、現在は「休息市場」も大きくなりつつあるようです。日本人は、休むのが得意ではありません。休みがとれていないばかりか、休み方も上手でなく、そのために生産性を下げていることも否めません。

休息に加えて、からだの定期メンテナンスもできるようになれば、日本全体として生産性が高まっていくのではないでしょうか。治療院が果たすべき役割は、健康においても美容においても、決して小さくはないのです。

その8　肝心なのは「からだのケア」「運動」「栄養」

本章の最後に、健康に欠かせない3つの視点についておさらいしておきましょう。重要なのは、「からだのケア」「運動」「栄養」です。これら3つの項目をバランスよく日々の生活に落とし込むことで、健康寿命を延ばし、快適な暮らしを実現できるようになります。

からだのケアについては、これまでにも紹介してきたような治療院での施術が最適です。自分で体操やストレッチをするのも効果的ですが、できることは限られているため、上手にかかりつけの治療院を活用するようにしましょう。一緒にケアしていく姿勢が大事です。

また運動については、ご存じのように、健康を維持するために欠かせない習慣です。現代人の多くは、意識して運動しなければ、運動不足に陥ってしまいます。運動不足がもたらす弊害は非常に多く、ケガや病気、あるいは体調不良につながりかねません。

だからこそ、からだを定期的に動かす習慣としての運動やスポーツが重要となります。もちろん、無理な運動をしてからだを壊してしまっては元も子もないのですが、適度な運動を続けていくことにより、健康的な生活を維持できるのは間違いありません。

同様に、栄養バランスについても考慮に入れておきたいところです。現代人は、かねてより食生活の乱れが指摘されています。諸外国と比較して、極度の肥満になる人はそれほど多くないものの、後述する「メタボリックシンドローム」は国民病になりつつあります。

文部科学省、厚生労働省、農林水産省が出している「食生活指針の解説要領」によると、とくに若年世代は、魚介類、豆類、乳類、野菜類、果実類といった食品群の摂取量が60歳代に比べて少なくなっているようです。

また、具体的な課題として、生活習慣病の予防を目的とした目標量に関し、食物繊維やカリウムの摂取量は少なく、またナトリウムは摂りすぎのようです。必須栄養素の摂取量とバランスに配慮しつつ、不足しがちな栄養を意識的に摂ることが大事でしょう。

参考までに、食生活指針全体の構成を取り上げておきましょう。「健康寿命の延伸」と「食の循環や環境に配慮した食生活の実現」を目指し、次の10項目が「食生活指針」として掲げられています。

①食事を楽しみましょう。
②1日の食事のリズムから、健やかな生活リズムを。
③適度な運動とバランスのよい食事で、適正体重の維持を。
④主食、主菜、副菜を基本に、食事のバランスを。
⑤ごはんなどの穀類をしっかりと。
⑥野菜・果物、牛乳・乳製品、豆類、魚なども組み合わせて。
⑦食塩は控えめに、脂肪は質と量を考えて。
⑧日本の食文化や地域の産物を生かし、郷土の味の継承を。

⑨食料資源を大切に、無駄や廃棄の少ない食生活を。
⑩「食」に関する理解を深め、食生活を見直してみましょう。

（出典：「食生活指針の解説要領」文部省、厚生労働省、農林水産省）

また、それぞれの項目には「生活の質（QOL）の向上」「適度な運動と食事」「バランスのとれた食事内容」「食料の安定供給や食文化への理解」「食料資源や環境への配慮」といった狙いも掲げられています。

「からだのケア」「運動」「栄養」それぞれに関連する注意事項として、本資料では「メタボリックシンドローム」と「虚弱（フレイルティ）」が解説されています。どちらも重要なので、あらためて紹介しておきましょう。

・メタボリックシンドローム

内臓肥満・高血圧・高血糖・脂質代謝異常が組み合わさり、心臓病や脳卒中などの動脈硬化性疾患をまねきやすい病態を指します。

メタボリックシンドローム診断基準検討委員会によって定められた診断基準では、ウエスト周囲径が男性85センチメートル、女性90センチメートルを超え、血圧・血糖・血中脂質の3つのうち2つが基準を越えるとメタボリックシンドロームと診断されます。

・虚弱（フレイルティ）

老化に伴う種々の機能低下を基盤として、種々の健康障害に対する脆弱《ぜいじゃく》性が増加している状態を指します。

確立された定義はありませんが、代表的なものとして、Ｆｒｉｅｄらのフレイルティの定義があり、①体重減少、②主観的疲労感、③日常生活活動量の低下、④身体能力（歩行速度）の減弱、⑤筋力の低下のうち3項目に該当した場合に、虚弱とされます。

（出典：「食生活指針の解説要領」文部省、厚生労働省、農林水産省）

これら3つの要素以外の部分としては、「睡眠」「呼吸」「ストレスケア」も大事です。適切な質と時間の睡眠をとり、普段から深い呼吸も意識しながら、ストレスを溜めないように自分のやりたいことをすることが、まずは健康への礎《いしずえ》となります。

このように健康は、さまざまな営みが組み合わさって、実現できるものだと思います。

第6章

ニッポンの健康寿命を延ばそう

「2025年問題」とは?

最終章となる第6章では、「ニッポンの健康寿命を延ばそう」と題して、これまでの内容を総括しつつ、健康寿命を延ばすために必要なことについて考えていきましょう。合わせて、治療院を取り巻く現在と未来についても紹介していきます。

最初に取り上げるのは「2025年問題」です。2025年問題とは、いわゆる「団塊の世代(ベビーブーマー)」が2025年前後に後期高齢者(75歳以上)になることで、医療費や社会保障費が急激に増加することを指します。

厚生労働省が2006年に発表したデータによると、2025年には高齢者人口が約3500万人に達すると推計されています。数だけで見るとイメージしにくいですが、「4人に1人が75歳になる」と言うと、事の深刻さが想像しやすくなるかと思います。

高齢者人口の見通しについて、さらに掘り下げてみましょう。厚生労働省のホームページを見ると65歳以上の高齢者数は2025年に3657万人になると推計されているので

ニッポンが高齢者社会になるってホント？ ①

	2012年8月	2015年	2025年	2055年
65歳以上 高齢者人口(割合)	3,058万人 (24.0%)	3,395万人 (26.8%)	3,657万人 (30.3%)	3,626万人 (39.4%)
75歳以上 高齢者人口(割合)	1,511万人 (11.8%)	1,646万人 (13.0%)	2,179万人 (18.1%)	2,401万人 (26.1%)

図6-1 今後の高齢者人口の見通し（厚生労働省HP参照）

すが、ピークが訪れるのは2042年の3878万人です。その後は、減少に転じていくと予想されています。

一方で、全人口に占める高齢者の割合は引き続き増加していきます。たとえば65歳以上の場合、2025年が30・3%なのに対し、2055年には39・4%になると予想されています。ちなみに、2015年時点では26・8%でした。

75歳以上はどうでしょうか。2012年は11・8%、2015年は13・0%だったのですが、2025年には18・1%、そして2055年には26・1%にまで増加する見込みです。つまり、おおむね5人に1人が75歳以上となる計算です。

さらに特筆すべきなのは、高齢化の速度です。諸外国と比較して、日本の高齢化は急速に進んでいます。65歳以上人口の割合が7%（高齢化社会）から14%（高齢社会）へと到達するのにかかった年数は、たったの24年でした。

ニッポンが高齢者社会になるってホント？　②

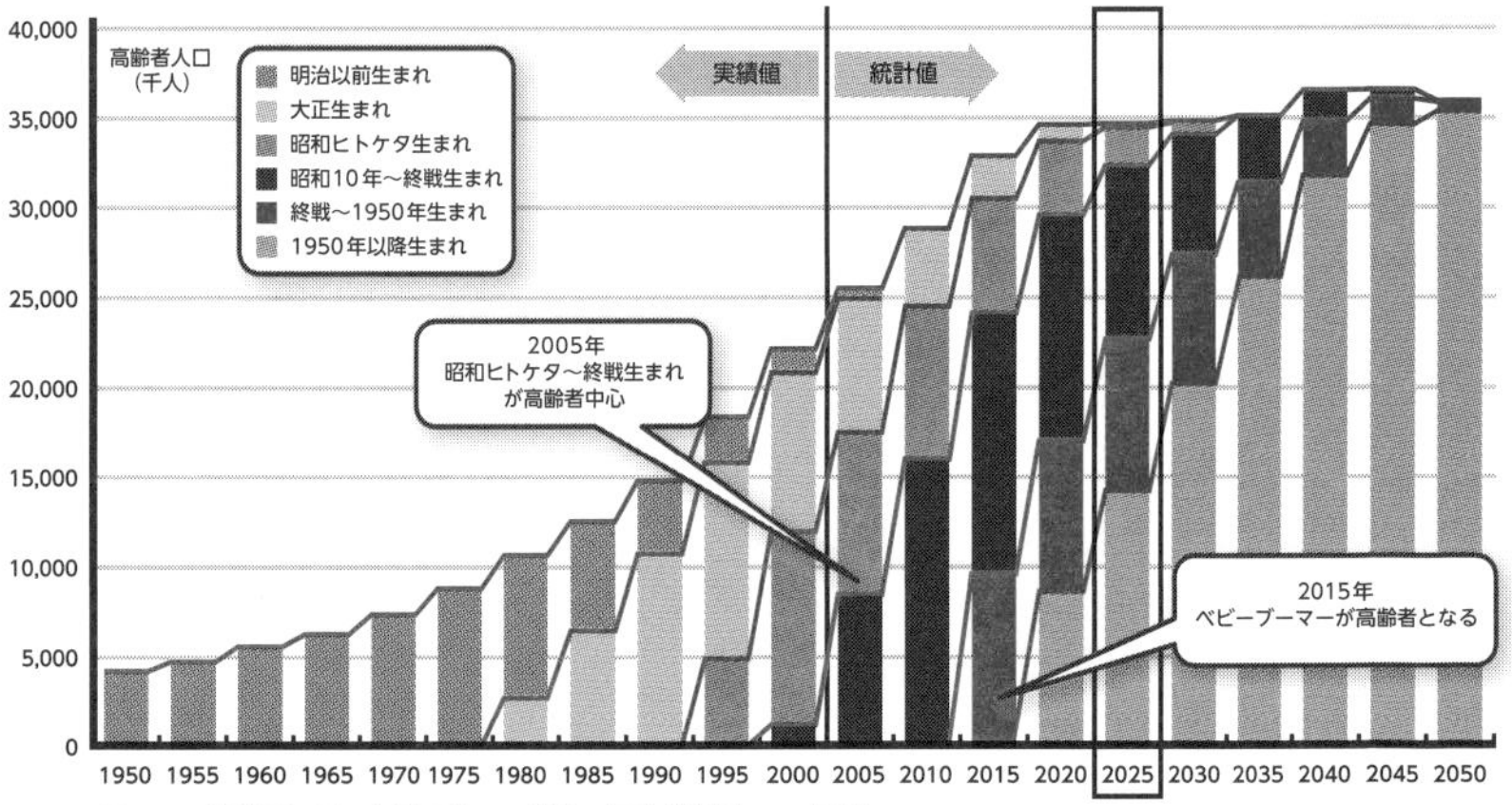

図 6-2　世代別に見た高齢者人口の推移（厚生労働省 HP 参照）
資料：2000年までは「国勢調査」、2005年以降は国立社会保険・人口問題研究所『日本の将来統計人口(平成14年1月統計)』

諸外国では推計も含め、中国で25年、ドイツで40年、イギリスで46年、アメリカでは73年もかかっています。

このように比較してみると、いかに日本の高齢化が急速に進んでいるのかわかります。そのため、社会制度の改革が追いつかないのも無理はありません。

人口の構造変化にも目を向けてみることにしましょう。

世代別に見た高齢者人口の推移を見てみると、2005年に昭和ヒトケタ〜終戦生まれが高齢者の中心になっていたのに対し、2015年にはベビーブーマーが高齢者として加わり、構造が変化しているのがわかります。

総務省の調べによれば、1965年から2012年にかけての人口の構成比では、19歳以下が減少しているのに対して、20歳以上64歳以下の人口もまたそれほど増えず、ところが65歳以上の人口は大きく増加しています。これはすなわち、私たちを取り巻く人口の構造自体が変化していることを表しているのです。

また、少子高齢化に歯止めがかからないことから、かつてのように高齢者を現役世代が支えるという仕組みそのものに無理が生じてきています。

事実、1965年には9・1人で、2012年には2・4人で1人の高齢者を支えていたのですが、2050年には1・2人で1人を支えなければなりません。現役世代には、相応の負担がのしかかります。

こうした現状をふまえ、私たちにできることと言えば、やはり健康であり続けることではないでしょうか。病気やケガをしなければ、高齢者になっても働けますし、医療費や社会保障費の削減にもつながります。

そこには、高齢化による弊害を打ち消すだけのインパクトがあるのです。

なぜ治療院は爆発的に増えたのか

２０２５年問題をはじめとする日本の少子高齢化問題は、国や行政だけでなく、個々人が対策をしなければ解決するのはむずかしいでしょう。少子化に歯止めをかけるのは容易ではなく、また高齢化は今後も進んでいく以上、発想を変えなければなりません。

そこで、推奨されているのが健康寿命の延伸です。たとえ社会全体として高齢化が進んでも、その大半が健康的な人なのであれば、医療費や社会保障費の負担は変わりません。これまでのように、国の制度を維持していくことができます。

ただそのためには、私たち一人ひとりが健康でなければなりません。健康は、ケガや病気をしないことをイメージしがちですが、ＷＨＯ憲章では、「肉体的にも、精神的にも、そして社会的にも、すべてが満たされた状態」と定義されています。

ここで重要なのは、肉体だけでなく精神的な健康にも言及されていることです。とくに、ストレス社会と言われる現代の日本では、精神的な疾患に悩む人が増えています。そのような内面も含めて、ケアしていける環境が求められているのです。

私はそのような役割を担えるのも、治療院ならではだと考えています。治療院での施術は、肉体的な健康維持に役立つだけでなく、ストレス解消にもつながるサービスを提供しています。それが、健康寿命の延伸に貢献するのではないでしょうか。


次に、2025年問題や高齢化社会の進展にともない、重要な役割を担うであろう治療院の現状についておさらいしておきましょう。ここ十数年において、治療院は爆発的に増えています。その背景には、どのような事情があったのでしょうか。

第2章の冒頭でも紹介したように、整骨院（接骨院、ほねつぎ）、鍼灸院、あん摩マッサージ指圧などの治療院は年々、増加しています。厚生労働省の資料によると、1992年の段階では約8万ほどだったのが、2018年には14万に増加しているのです。

しかもこの数字は、国家資格である柔道整復師、鍼灸師、あん摩マッサージ指圧師の資格を有している先生が運営する治療院だけのものです。その他、整体院やマッサージ、リラクゼーションサロンなどを加えると、さらにその数は多くなります。

ちなみに、目抜き通りや商店街などでも見かけることが多くなったマッサージチェーン店だけで13万店舗以上あると言われています。コンビニの店舗数が全国で6万店弱なので、いかに増加しているのかおわかりいただけることでしょう。

とくに、柔道整復師が運営する整骨院が増えている背景には規制緩和があります。かつて、厚生労働省の指導により、柔道整復師養成施設の新規開設が制限されていた時代がありました。しかし裁判を経て、一定の基準を満たせば設置が認められるようになったのです。

事実、1998年にはわずか10数校しかなかった柔道整復師養成施設は、2011年に100校を越えるまで拡大しています。学生数に関しても、それまでの1000人規模から約7000人まで拡大しました。それにより、整骨院も増えたのです。

一方で、競争が激しくなったこともあり、整骨院は生き残るために切磋琢磨《せっさたくま》しているのが実情です。また、他の治療院とも競合しているため、数以上に競争環境はきびしくなっていると言えそうです。実際、淘汰も進んでいます。

ただ今後も、整骨院の需要そのものは順調に増加していくのではないでしょうか。高齢者が増えていくにともない、未病に対する意識が高まれば、治療院を活用するシーンも増加していくことでしょう。

増大する保険料の実態

これまでにも紹介してきたように、治療院と保険は密接に関連しています。「治療院の施術＝保険が適用される」と誤解している人も多く、また現場では、公的保険の不正利用も問題視されています。その背景には、増大する日本の保険料があります。

そもそも日本の医療費は、急速な高齢化や医療の高度化によって、年々、増加しています。厚生労働省によると、今後もＧＤＰの伸びを上回るペースで増大するとされており、保険料、公費、自己負担の規模も増加していくとされています。

制度を支える国民の絶対数が減少している一方、２０２５年問題にもあるような高齢者の急増によって、保険を取り巻く環境はきびしさを増しています。今後、保険が適用される施術が限定的となることで、自費施術に頼る人も増加していくことでしょう。

ニッポンの医療保険ってだいじょうぶなの？

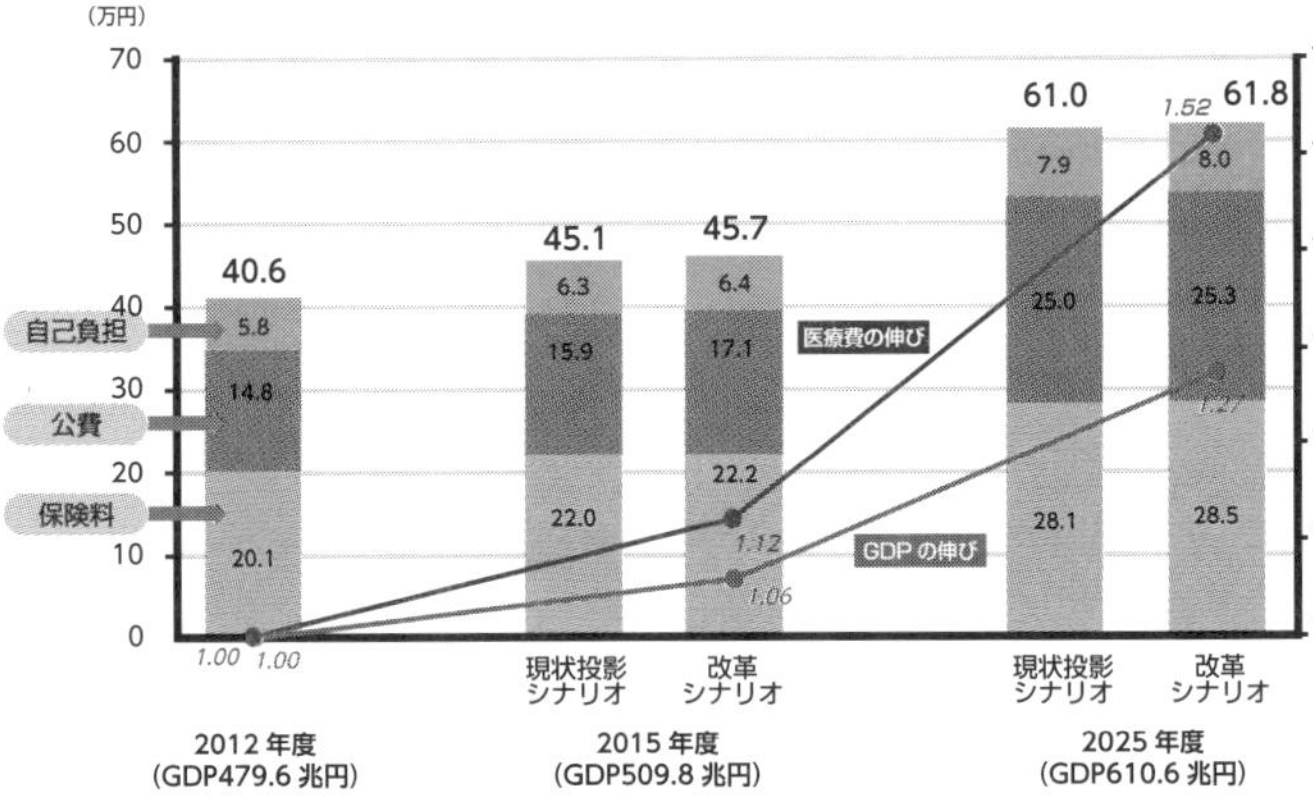

図 6-3　医療保険制度をめぐる状況（厚生労働省保険局 HP 参照）

ただ、問題はそれだけではありません。たとえば柔道整復師の業務に関しては、保険制度の対象となる療養費の不正請求にもきびしい目が向けられています。その問題は、整骨院・接骨院の増大とも関連しており、解決に向けた取り組みが急がれています。

具体的な動きにはさまざまなものがあるのですが、たとえば、２０１８年12月に厚生労働省保険局医療課から出された「柔整審査会における柔道整復師への面接確認について」という資料を見てみましょう。

この資料には、柔整審査会（柔道整復療養費審査委員会）の適正な審査という名目のもと、「柔道整復施術療養費支給申請書の審査にあたり必要と認める場合は、開設者、施術管理者及び勤務する柔道整復師から報告等を徴することができることとされたところであるが、別添により具体的な取り扱いの例を示すこととする」と書かれています。

もちろん、柔整審査会の適正な審査というのは、おもに〝療養費の適正化〟という観点から行われていると考えられます。そこで、必要があると認められた場合には、面接によって審査するという規定がなされているのです。

ちなみに、柔整委員会の審査要領には次のようなものが挙げられています。

1 負傷名及び算定部位に関すること。
2 初検料及び時間外加算等の算定に関すること。
3 往療料の算定に関すること。
4 再検料の算定に関すること。
5 近接部位の算定に関すること。
6 温罨《おんあん》法、冷罨法及び電療料の加算の算定に関すること。
7 多部位施術の算定に関すること。

8　長期施術の算定に関すること。
9　頻回施術に関すること。
10　施術情報提供料の算定に関すること。
11　同一施術所における同一患者の負傷と治癒等を繰り返す施術、いわゆる「部位転がし」に関すること。

（出典：「保険局医療課」厚生労働省）

このような規定を見る限り、柔道整復師の療養費には、かなりきびしい目が向けられているとわかります。競争環境がきびしくなり、不正に手を染める院が増えていることもふまえてのことでしょう。やはり、不正は認められません。

各整骨院としても、健康保険によって支えられていた経営体質からの脱却が求められます。保険に関する広告もきびしくなるにつれて、自費施術で集客できなければ、いずれはジリ貧となってしまうでしょう。

患者さんとしては、安くすむから「保険適用だけでやってほしい」ではなく、たとえ自費であっても通いたい整骨院を選ぶことが求められています。それが結果的に、日本全体の保険料を減らすことにもなるのです。

過当競争による自費施術中心へのシフト

整骨院で行われる施術のうち、保険適用となるのが急性の対応（外傷性が明らかな骨折、脱臼、打撲および捻挫）であることをふまえると、今後はさらに自費での施術が増えると予想されます。

ただ自費施術の場合、治療院界隈の事情を知らない人は、「どうせ保険が適用されないのなら、整骨院でも整体院でも同じだろう」と考え、より安価な治療院へと流れてしまう可能性があります。それにより、さらなる過当競争が巻き起こる可能性もあるのです。

事実、治療院を取り巻く競争は激化しています。すでに紹介してきたように、国家資格の有無にかかわらず治療院の数は急速に増加しており、一方で業績悪化による倒産も増大しています。これから先、治療院は新たなステージへと向かっていくのかもしれません。

たとえば、これまでのような「整骨院（国家資格）VS整骨院（国家資格）」ではなく、「国家資格者VS非国家資格者」などの構図です。国家資格の有無が問題にならなくなるということは、サービス内容や料金で差別化するしかありません。

至るところでマッサージ店グループが拡大している背景には、そのような事情があると言えそうです。巨大な資本を投下してグループ展開すれば、サービス内容の標準化がしやすくなり、また経費削減による料金の値下げも可能となります。

また、従業員の教育やマニュアルの整備なども本部で管理できるため、患者さんにとっては「あそこのグループは対応がいい」「料金のわりにサービスが優良」などと感じやすくなります。価格が安ければ、それだけ通いやすくもなるでしょう。

ただし、いくらサービスや対応がよくても、適切な施術を行ってくれるとは限りません。とくに無資格で行われている治療院の場合、体系的な学習や研修が行われていないことも多く、たとえ行われていたとしても内容には差があるでしょう。

その点、柔道整復師、鍼灸師、あん摩マッサージ指圧師のように、国家資格を取得したうえで行われている施術との違いは、より認識される必要があると思います。人のからだに触れる以上、人体に関する最低限の知識は不可欠なのです。

そうした違いを考慮に入れず、「サービスがいい」「料金が安い」「入りやすい・通いやすい」などの点で治療院を比べてしまうと、本質的な施術の良し悪しがわからなくなってしまいます。長い期間にわたって行われる施術であればなおさらです。

当然、需要があるから店舗が増えているということもあるのですが、患者さんが本当に求めているものを提供できているかどうかは未知数です。本来であれば、その判断指標として、国家資格の有無を基準にすることも必要なのではないでしょうか。

治療院全体として、国家資格者と非国家資格者による知識や知見の違いおよび施術の違いがあることを周知できていないのは、あらゆる業界関係者の責任です。これからは、国家資格の有無という点においても、知ってもらう必要があるでしょう。

棲《す》み分けが進むかどうかはわかりませんが、少なくとも、患者さんが正しい理解のもとに判断できる環境づくりは必要です。そのためには、現場の先生方がいい施術をしていくしかありません。そのうえで、患者さんにはきびしい目をもってもらいたいのです。

本書で紹介している内容をふまえ、ぜひ、よい治療院とそうでない治療院を見極めてみてください。そうすることが、よい治療院を応援し、悪い治療院を淘汰することにもつながります。その結果、社会全体として、治療院を有効活用できるようになるはずです。

技術やコミュニケーション力の高い院が増えてきた

治療院を取り巻く競争環境がきびしくなるにつれて、施術内容やサービス、対応の質の低いところは淘汰されつつあります。しかし患者さんにとっては、自然淘汰が進むことによって、優れた治療院を選びやすくなっているとも言えそうです。

今後はさらに、こうした自然淘汰が進んでいくでしょう。保険適用の厳格化はもちろん、自費施術に対する意識がさらに広がっていくことで、本当によい治療院しか生き残れなくなるかもしれません。事実、そのような危機感をもっている治療院も少なくありません。

同時に、今後の日本社会を俯瞰《ふかん》すると、治療院が担う役割の重要性が高まっていることも間違いないでしょう。急速な高齢化による健康寿命への対応はしなければならないのですが、それに加えて、増大する保険料も減らしていかなければなりません。

そのときに、健康維持に対する必要な投資として、治療院の活用が挙げられます。第5章でもくわしく紹介しましたが、健康を維持するために、あるいは健康寿命を延ばすためにも治療院での施術は効果的です。何より、定期的に通うことが大事です。自分にとって最適な治療院を見つけることができれば、月々の必要経費（月謝）を支払う感覚で、治療院に通うこともできるでしょう。健康にいい習慣を持続していくためには、各人が、そのような仕組みを自ら構築していくことが求められます。

競争環境がきびしくなるにつれて、技術はもちろん、サービス内容やコミュニケーションなどにも力を入れる治療院が増えてきました。全国で展開する治療院グループなどはまさに、わかりやすい事例かと思います。グループ院ならではの対応が期待できます。

一方で、個人院も負けていません。きびしい現状を目の当たりにし、「このままではいけない」と考える先生が増えているのです。これまでのように、治療院を開院し、看板を出したその日から患者さんが来るわけではありません。マーケティングも必要でしょう。もちろん、集客するだけで営業を継続できるわけではありません。一見《いちげん》さんだけでなく、リピートしてくれる患者さんも必要です。そのためには、患者さんのためになる施術を、適切な価格とタイミングで提供していくことが求められます。

事実、工夫できることはいろいろあります。グループ院だからこそできることもあれば、個人院ならではの柔軟なサービスや地域密着型の対応も可能です。重要なのは、先生が自らの技術だけに頼るのではなく、患者さんに貢献していく姿勢をもつことでしょう。

その中でも、コミュニケーションの重要性は大きいです。第2章や第3章でも述べていますが、患者さんとの対話が適切に行われてこそ、施術の質も高まります。職人気質で黙々と施術するのではなく、カウンセリングが必要なのです。

むしろ患者さんとしては、最初の段階で「どのようなカウンセリングをしてくれるのか？」「どのように悩みを引き出してくれるのか？」を見ておくことも重要でしょう。技術だけでなく、コミュニケーションに力を入れている治療院はたくさんあります。

加えて、健康寿命を延ばすために必要な知識やノウハウを有していること。少なくとも、健康寿命の延伸に関心がないというのでは困ります。目の前の痛みを除去するだけでなく、「ニッポンをよくする！」といった高い志をもってもらいたいものです。

そうすることで、治療院そのものの評価も変わり、さらなる価値向上につながるのではないでしょうか。さらに、治療院を活用する人が増えていけば、日本人の健康寿命も延び、いろいろな面でプラスの効果が出てくると思います。

医療費は必ず減らせる

ここであらためて、医療費についてふれておきましょう。医療費は、自己負担、公費、保険料のいずれにおいても増大していると紹介しました。一方で、少子化が進んでいる現状を考慮するとき、医療費をできるだけ減らしていかなければならないのも事実です。

医療費を減らすとはつまり、医療に関する〝社会の負担〟を減らしていくことに他なりません。たとえば、個々人が適切な健康管理を行い、健康寿命を延ばすことができれば、医療に関する社会保障給付費の割合を減らしていける可能性は十分にあるでしょう。

内閣官房・内閣府・財務省・厚生労働省が作成した資料によると、「社会保障給付費の見通し（経済：ベースラインケース）」において、医療費が占める割合は決して小さくないのだとわかります。しかも今後、さらに増えていくと予想されているのです。

これは決して他人事ではありません。

日本全体の医療費が上がれば、結局困るのは私たち個人です。また同時に、医療費が減ることでメリットが得られるのもまた、私たち一人ひとりなのです。

では、医療費を減らすにはどうすればいいのでしょうか。

とくに本書においては、治療院を活用することで、健康維持および健康寿命の延伸を目指すことを提案してきました。多くの人が末永く健康に暮らせるようになれば、必然的に、社会全体の医療費も少なくなっていくはずです。とくに、未病やケガの予防が大事です。病気になるのを未然に防げれば、医療費はかかりません。また健康的な人が増えれば増えるほど、社会全体の生産性が高まり、経済基盤も強くなっていくでしょう。それはまさに、医療費を減らすための根本的な対策になると思います。

そのためには、家庭や個人で食事、運動、睡眠などに配慮するだけでなく、からだのプロと一緒に健康管理をしていくことが求められます。くり返しになりますが、そこで役立ててほしいのが身近な治療院であり、施術をしてくれる先生たちなのです。

極端な話、みんながよい治療院に通うことで、病気やケガを予防することができれば、日本人はより健康的になります。健康になれば、医療費を大幅に減らすことができるだけでなく、仕事からプライベートまで、より幸せな生活を営むこともできるでしょう。

治療院自体が、その役目を担えるほど成熟しているかどうかはわかりません。しかし少なくとも、国家資格を取得している柔道整復師、鍼灸師、あん摩マッサージ指圧師による施術が、人々の健康増進に貢献できることは間違いありません。

これまでのように、病気やケガをしてから病院に行き、治療や投薬をしてもらうのではなく、未然に防ぐための対策を誰もがしていくこと。そうすれば、医療費を減らせるだけでなく、日本全体の幸福度も高まっていくかもしれません。

治療院に通いはじめることは、小さなきっかけに過ぎません。からだが動かしにくくなったり、気になる部位があったり、あるいは痛みの解消に活用することから通いはじめてもいいのです。まずは治療院について知り、体験してみてください。

その小さなきっかけが、日本の課題を解決することにつながる可能性もあるのです。工夫次第で、医療費を減らすことは可能です。ただそのためには、より多くの人が、健康に対して強い意識をもつことが求められます。

健康に対する関心を一過性のブームにするのではなく、継続的に取り組む日本人の文化にするために。そして、中長期的に医療費を削減し、日本の未来を守るために。治療院を活用してみてはいかがでしょうか。

治療院を活用してニッポンの健康寿命を延ばそう！

ここまでの内容をまとめておきましょう。

少子高齢化という日本が取り組むべき課題は、すでに待ったなしの状況までできています。そのうち、多くの国民に関係が深い「健康寿命の延伸」に関しては、高齢者だけでなく、すべての人が自分ごととして考えていく必要がありそうです。

これまでにも述べてきたように、健康というのは一朝一夕で実現できるものではありません。日々の積みかさねによって、少しずつ、培われていくものです。若いうちはそのありがたみに気づきにくいのですが、年齢をかさねるうちに、誰もがほとんど例外なく自覚していきます。

そしていま、超高齢化社会に差しかかった日本では、多くの人が「健康寿命を延ばさなければならない」という意識をもつようになりました。他人事ではなく、自分を含む社会全体の問題として広く認知されようとしているのです。

そうした現状をふまえたうえで、「自分にできることは何か」と考えたとき、最初にできるのは自らの健康維持ではないでしょうか。個々人が自らの健康に対して自覚し、時間もお金もきちんと投資するようになれば、社会は変わっていくはずです。

誰しも、心のどこかでは「健康でいたい」「より健康になりたい」と思っているものです。そして、人によって程度は異なりますが、健康になるために時間を使ったり、お金を使ったり、さらには自らの労力を使ったりしています。

ただ、若い人の中には、自分ごととしてとらえていない人もいます。「自分は健康を失わない」「ケガや病気には無縁である」と考えている人もいるかもしれませんが、そのような油断が、思わぬ事故につながってしまうケースも実際にあるのです。

健康を失うことによって、自分だけが損失を被るのであれば、「健康でいない」こともひとつの選択にはなり得ます。健康に時間やお金を使うのではなく、それ以外のところに投資することで、自分なりの生き方を実現したいという人もいるかもしれません。

しかし現実を見てみると、自分が健康でなくなったことにより、周囲の人が大変な思いをしたり、迷惑を被ったりするケースが少なくありません。日本全体として考えたとき、それが医療費の増大をもたらし、社会保障制度の仕組みそのものを揺るがしていることはすでに述べたとおりです。

日本という国全体の問題として考えたとき、これ以上、医療費を支出することは現実的にむずかしい。しかし、高齢化によって医療を必要とする人が増えていくのは必然です。あとは、それをいかに食い止められるかが問われています。

その点で言うと、治療院に追い風が吹いているとも考えられます。事実、患者さんの求めがあるからこそ治療院も増えているのであり、急速に減っていない現状を考えると、一定のニーズに支えられていることは間違いありません。

それこそ、より通いやすさを重視した治療院が増えていけば、人々の健康を支えつつ、肉体的・精神的な地域住民の支えになれるかもしれません。そのような幅広い役割を担うことも視野に入れ、治療院経営はなされるべきでしょう。

日本全体の問題は、私たちの問題でもあります。本当に医療を必要としている人に保険を使っていただくために、健康な人は健康を維持していかなければなりません。それもまた、社会貢献の一環と言えます。

そしてそのために、治療院を活用してみてください。身近な存在である治療院は、さまざまな視点から健康をサポートしてくれる、からだのプロフェッショナルです。健やかな暮らしを応援する存在として、末永くつき合える頼れるパートナーとして、ぜひ役立ててみてください。

「みんなの森」グループについて

本書の最後に、私が携わっている（鍼灸）整骨院グループ「みんなの森」について紹介させてください。とくに第6章で紹介してきたような日本全体が抱える課題を解決するべく、治療院の最適なかたちを実現するために立ち上げたものです。

・「みんなの森」グループ

https://minna-mori.com/

まずは、みんなの森グループの概要として、「設立の目的」「理念」「特徴」「将来の展望」について紹介させていただきます。

・設立の目的

痛みの改善だけでなく、未病やケガの予防など、病院に行く手前のケアは整骨院・接骨院だからこそできることだと考えています。まさに、これからの日本の健康の屋台骨を支えていく団体として、患者さんと真摯に向き合い、地域の健康に貢献している整骨院・接骨院・鍼灸院が団結し、医療機関との連携も含めたサービス向上を目指します。

・理念

「ニッポンの健康寿命を延ばすお手伝い」を使命とし、地域に根ざして、患者さんとの信頼関係を築くことに重きを置いています。

・特徴

会員は、院長先生がひとりで運営している整骨院が中心です。技術力が高く、地域に密着している。地域の患者さんとの信頼を築き、健康寿命を延ばすパートナー的な存在です。回数券の押し売りをはじめとする無理な営業は厳禁としています。

・将来の展望

健康寿命を延ばすには、健康な頃からのケアが重要です。加えて、子どもの健康ケア、スポーツ外傷の治療、日ごろの生活習慣の指導なども行っています。具体的には、医師・歯科医師・フィットネスクラブとの連携など、個人院ではできないスケールの活動を行うことで、地域貢献や柔道整復師や鍼灸師の社会的地位の向上を目指しています。

「みんなの森」グループを運営することで、私が実現しようとしているのは、「ファーマー（農耕）型の整骨院」です。ファーマー型とは、まずは地域に根ざし、来院した患者さんが先生の施術によって健康を取り戻すことで、信頼関係が生まれ、元気になって笑顔が広がっていく仕組みのことです。

多くの治療院は、「みんなの森」グループと同じように、患者さんに対して真摯にそして誠実に向き合っていることと思います。そして、本書でも再三にわたって言及してきたような健康寿命の延伸に向けて、努力しているはずです。

しかし一方で、第4章で紹介したような悪徳治療院が存在しているのも事実です。そのような治療院を完璧に見分けることはむずかしく、通ってみてはじめてわかることも多いのです。そのような患者さんの負担を減らすのも、グループ院の役割だと思います。

私自身としては、必ずしも、「みんなの森」グループの治療院に来てください、と言いたいわけではありません。本書で紹介することさえ、実は迷いました。よい治療院に該当するところであれば、どの治療院に行ってもいいと真剣に考えています。

重要なのは、患者さんが自ら選んで、自分に合った治療院を見つけること。そして、治療院を活用することで、健康寿命を延ばしたり、痛みやコリを改善したりしていただければ、それが何よりもよろこばしいことだと思います。

そのときに意識してもらいたいのは、その治療院が「根本的な改善」を意識しているかどうかということです。その場しのぎではなく、患者さんの自然治癒力を高めることで、根本的な改善を目指しているかどうかをチェックしてみましょう。

もし、あなたの町に「みんなの森」があったら、ものは試しと選択肢の候補に加えてみてください。すべての加盟院は、きびしい審査に合格した優良院ばかりです。施術を行う先生たちも、非常に優秀です。だからこそ、自信をもってオススメできます。

もちろん、選ぶのはあなた自身です。

おわりに

日本の医療費と介護費は、爆発的に増え続けています。このまま増大していけば、いずれは破綻するに違いありません。政府もそのことを十分に把握しており、健康寿命を延ばすための方策が模索されています。

国家プロジェクトとして、「健康経営」というスローガンが強く打ちだされたのも、その一環でしょう。「健康経営」とは、会社の従業員が心身ともに健康な状態を維持することの必要性を提唱したものです。つまり、働いている世代から健康になってもらわなければ、健康寿命が延びないことを政府は認識しているのです。

政府としては、病気にかかりづらい健康なからだづくりをサポートし、医療費がかからないようにしたいはずです。それならば積極的に、整骨院・鍼灸院・マッサージ院に通うことを推奨すればよいのですが、諸事情により、そのような結論には達していないのが現実です。

こうした世相をふまえて、本書では、治療院の選び方とともに、健康に生きるためのさまざまな方法を提示してきました。可能なかぎり平易に、わかりやすくご理解いただくことを目指したつもりですので、健康に暮らすためのノウハウが、頭ではご理解いただけたはずです。

それでもやはり、本書を読んで即実践ともなれば、途端にハードルが上がります。成果は、継続によってしか生みだされません。むずかしいことですが、健康であり続けるには、長くコツコツと積みあげていくよりほかに道はないのです。

私としましても、せっかく本書を手に取っていただいたご縁が、読み終えたと同時に途切れてしまうのは不本意です。健康に生きていくためのノウハウも、まだまだすべてをお伝えするには至っておりません。

今後も、皆さまの健康のお手伝いをさせていただきたく、最終のページにささやかなプレゼントをご用意いたしました。私どもの提供するコンテンツを活用し、元気いっぱいに生き続けるための一歩を踏みだしていただければ幸いです。

執筆するにあたり、すばらし過ぎる多くの学びとご縁をくださったジェームス・スキナー氏、医師の立場から監修を務めていただいた高知大学病院教授・刈谷真爾医師、私の友人で本書の企画・提案者でもあるフローラル出版社長の津嶋栄氏、的確なアドバイスをくださったご担当の山中勇樹氏、橋本慎弥氏、私の強い支えとなっている弊社社員のみんな、そして家族のみんなに心より感謝いたします。

2020年3月　吉田　崇

本書をお読みいただいた皆さまへ

最後に、大切なお報せがございます。

本書をご購入の方々への感謝と、これから皆さまが元気に暮らし続けていくためのお手伝いとして、著者より《無料》の健康情報を提供させていただきます。

ご存じのとおり、昨今では、健康情報も刻一刻と変化していきます。健康を維持するためには、つねに正しい情報にアクセスし続けることが最も大切です。

最新の健康情報を随時、皆さまにお届けすることで、多くの方々の生活をサポートしていきたいと考えております。

また、どのような治療院がよいか、その具体的な治療院のモデル例なども紹介させていただくつもりです。

お得な情報や、さまざまな特典が満載で、しかも料金などは一切かかりません！

ぜひとも、左記QRコードからご登録をお願いいたします。登録された方にはもれなく、左記の小冊子を無料でプレゼントさせていただきます。

ぜひとも、ダウンロードしてください。

●いつまでも健やかに暮らしたい方はコチラです。

無料プレゼント
『自分でできる腰痛改善法』

さらにもうひとつ、治療院を運営されている方々へも大切なメッセージがございます。

治療院運営者の方々がこの本を読まれる理由は、ただひとつだと思います。どのような整骨院を目指せばよいかと、日々悩み、努力しているからではないでしょうか。

患者さんをよろこばせること、地域の健康をサポートすること、そういうことを真剣に考えているからこそ、本書のタイトルを見て、実際に手に取り、選ばれる治療院になるためのノウハウを得ようと望み、お読みになったに違いありません。

そういう勉強熱心な治療院運営者の方を、私は敬愛しています。

そういう方々がどんどん増え、治療院業界が大いに盛り上がることこそが、私の夢です。

そして現実にそうなることを心から信じております。

業界に長く携わり、業界を愛する私だからこそ、皆さまにお伝えできることがあります。

ご興味のある方は、左記ＱＲコードよりご登録ください。

●治療院運営者の方々はコチラです。

『必ず選ばれる治療院への道』


皆さまとのよきご縁が、これからも末永く続くことを切に願いたいと思います。

最後までお読みいただきまして、本当にありがとうございました。

吉田 崇（よしだ たかし）
立命館大学経済学部経済学科卒業。ＳＥ、ＳＭＩ営業を経験後、株式会社船井総合研究所に入社。７年間現場のコンサルティングに従事。2008年１月、株式会社吉田企画を設立し、代表取締役社長に就任。2010年３月、「一般社団法人交通事故医療情報協会」を設立し、代表理事に就任。現在、整骨院・接骨院・治療院・リラクゼーション等、「癒し」「健康」をテーマとしたコンサルティングや講演、執筆活動を行っている。コンサルティング実績600社以上。講演実績200回以上。女性が安心して通える治療院グループ「みんなの森」を主宰する。著書として、『儲かる！ 治療院経営のすべて』『はじめよう！「リラクゼーション」サロン』『学校では教えない 儲かる治療院のつくり方』（いずれも同文館出版）がある。治療院業界コンサルティング歴、最長にしてオンリーワンの存在。

あなたの「腰痛」「肩コリ」改善!
自分でできる治療院選び NO.1コンサルタントが初公開！

2020年3月25日 初版第1刷発行

著 者 吉田 崇
発行者 津嶋 栄
発 行 株式会社フローラル出版
〒163-0649
東京都新宿区西新宿1-25-1
新宿センタービル49階＋OURS
TEL：03-4546-1633（代表）
TEL：03-6709-8382（注文窓口）
注文用FAX：03-6709-8873
メールアドレス：order@floralpublish.com

装丁・本文・図版デザイン 斉藤よしのぶ
出版プロデュース 株式会社日本経営センター
出版マーケティング 株式会社BRC
写真提供 shutterstock
印刷・製本 大盛印刷株式会社

ISBN978-4-910017-04-4 C2077